Versorgung von Patienten mit geistiger und Mehrfachbehinderung

Viktoria Aleshchenkova

Versorgung von Patienten mit geistiger und Mehrfachbehinderung

Auswirkungen und Probleme im Zeitalter des DRG-Abrechnungssystems

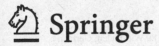

Viktoria Aleshchenkova
Heidelberg, Deutschland

Masterarbeit, Apollon Hochschule der Gesundheitswirtschaft, Bremen 2017

ISBN 978-3-658-19056-9   ISBN 978-3-658-19057-6   (eBook)
DOI 10.1007/978-3-658-19057-6

Die Deutsche Nationalbibliothek verzeichnet diese Publikation in der Deutschen National-
bibliografie; detaillierte bibliografische Daten sind im Internet über http://dnb.d-nb.de abrufbar.

Gedruckt auf säurefreiem und chlorfrei gebleichtem Papier

Springer ist Teil von Springer Nature
Die eingetragene Gesellschaft ist Springer Fachmedien Wiesbaden GmbH
Die Anschrift der Gesellschaft ist: Abraham-Lincoln-Str. 46, 65189 Wiesbaden, Germany

Vorwort

Die Beweggründe für die Auswahl des Themas dieser Masterarbeit waren die vielfältigen Erfahrungen im Praxisalltag von Kollegen, Angehörigen der Patienten sowie meine eigenen. Persönliche Beobachtungen ließen mich zum Schluss kommen, dass eine gute medizinische Versorgung von Menschen mit geistiger Behinderung vielmehr dank den engagierten ÄrztInnen, TherapeutInnen und Pflegekräften als aufgrund des Versorgungssystems gelingt. Im Licht der notwendigen Systemwandlung bleiben die Versorgung dieser Personen und die Stimme der behandelnden Ärzte im Schattendasein der Debatten und der Verteilungskämpfe um die finanziellen Ressourcen. Dass die Schuld an bestehenden Problemen oft und schnell dem DRG-System zugesprochen wird, hat das Interesse an einer wissenschaftlichen Untersuchung der aktuellsten Entwicklungen in diesem Bereich und derer Zusammenhänge verstärkt.

Ganz besonders danke ich den BefragungsteilnehmerInnen für die bereitgestellte Zeit und das Engagement, die zum Gelingen der Arbeit beigetragen haben. Wenn auch nur anonym, richtet sich dieser Dank an die Eltern der Betroffenen, Berufsbetreuer, Mitarbeiter der Behinderteneinrichtungen und Ärzte, die den Fragebogen nahezu lückenlos beantwortet haben und die Möglichkeit der freien Darstellung der Situation nutzten. Der besondere Dank gilt auch den Verantwortlichen, die mir Zugang zu Befragungsteilnehmer gewährten und organisatorisch unterstützten. Ebenfalls bin ich sehr dankbar für die Unterstützung meiner Tochter und meines Lebenspartners für die freundlicherweise eingenommene „Leser"-Rolle und den beständigen Rückhalt.

Die Erkenntnisse der vorliegenden Arbeit richten sich an das Management der gesundheitlichen Versorgungsstrukturen, Behinderteneinrichtungen, Krankenkassen und Institutionen der Selbstverwaltung. Schlussendlich sollte diese Arbeit zur Vermeidung des Ausartens des Versorgungsproblems in einem Prozess beitragen, in dem die Gesundheit dieser Personen der gewinnmaximierenden Logik der Beteiligten unterworfen wird.

Inhaltsverzeichnis

Abbildungsverzeichnis

Tabellenverzeichnis

Abkürzungsverzeichnis

ASD	ambulant-sensitive Diagnosen
BMG	Bundesministerium für Gesundheit
DGPPN	Deutsche Gesellschaft für Psychiatrie und Psychotherapie, Psychosomatik und Nervenheilkunde
DKG	Deutsche Krankenhausgesellschaft
DKI	Deutsches Krankenhausinstitut
DMP	Disease-Management-Programm
DRG	Diagnosis-Related-Groups
EBM	Einheitlicher Bewertungsmaßstab
gB	geistige Behinderung
G-DRG	German Diagnosis-Related-Groups
GKV	Gesetzliche Krankenversicherung
gMB	geistige und Mehrfachbehinderung
HzV	Hausarztzentrierte Versorgung
ICD	Internationale Statistische Klassifikation der Krankheiten und verwandter Gesundheitsprobleme
IQ	Intelligenzquotient
IV	Integrierte Versorgung
KV	Kassenärztliche Vereinigung
MVZ	Medizinische Versorgungszentren
MZEB	Medizinisches Zentrum für Erwachsene mit Behinderung
LHÖ	Lebenshilfe Österreich
P4P	Pay for Perfomance
SGB	Sozialgesetzbuch
UN-BRK	UN-Behindertenrechtskonvention

Management Summary

Das Ziel der vorliegenden Masterarbeit ist es, den Einfluss der Anreizwirkungen des Diagnosis-Related-Groups(DRG)-Systems auf die medizinische Versorgung von Menschen mit geistiger und Mehrfachbehinderung zu untersuchen und empirisch zu überprüfen. Zur Beantwortung der Forschungsfrage wurden die Literatur- und Studiendaten zu DRG-Anreizwirkungen und Studien zur medizinischen Versorgung dieser Patientengruppe ausgewertet, mit den Ergebnissen der durchgeführten standardisierten schriftlichen Befragung über ihre aktuelle Versorgungssituation verglichen und analysiert. Ausgewertet wurden 38 Fragebögen von den gesetzlichen Betreuern, Heim-/Pflegeleitungen der Behinderteneinrichtungen und diese Patienten regelmäßig behandelnden Fachärzten. Das Fazit: Einen Zusammenhang mit DRG-Anreizwirkungen weisen im Krankenhausbereich eine mangelhafte Pflegeversorgung, versteckte Patientenselektion und Leistungsverlagerung der Krankenhäuser auf. Die Ergebnisse zur medizinischen Versorgungsqualität bestätigen die Ergebnisse des dritten Forschungszyklus der G-DRG-Begleitforschung (InEK, 2013). Eine zentrale Relevanz ohne Zusammenhang mit DRG-Anreizwirkungen erwiesen Wissensdefizite in der Behindertenmedizin und defizitärer Informationsaustausch zwischen den Akteuren. Sofern rechtzeitig keine geeigneten Maßnahmen getroffen werden, werden sich die erfassten Versorgungsprobleme verschärfen und dadurch die höheren gemeinwirtschaftlichen Kosten erzeugen. Die praktischen Implikationen der Arbeit stellen die integrierten und auf der qualitätsbezogenen Vergütung basierten Versorgungsformen dar, die das Potenzial der vorhandenen Strukturen nutzen und die Kosteneffektivität erhöhen.

Management Summary

The purpose of this master's thesis is to analyse and empirically test the influence of incentives of the diagnosis related groups (DRG)-system on the medical care of patients with mental and multiple disabilities. To answer this research question, this work first analyses the relevant literature and studies on DRG-related incentives and on the medical care of the selected patient group. Second, it presents a survey on the current medical care situation conducted in the course of this research and puts its results in relation to the reviewed literature. The survey includes 38 questionnaires answered by legal carers, home administration personnel and treating specialists. This master thesis finds a correlation between DRG incentives and insufficient care, hidden patient selection and shifting services in hospitals. These findings support the results of the third research cycle of the G-DRG-accompanying research (InEK, 2013). Key relevant findings of this work unrelated to DRG-incentives are knowledge deficits in the disability medicine and deficient information exchange among actors. This thesis concludes that if no adequate measures are taken in time, current care deficits can be expected to worsen, thereby increasing societal costs. One practical recommendation of this work aims at exploring integrated forms of medical care based on quality-related pay, as they allow for a utilisation of the potential of the current health system structures and increase cost efficiency.

1   Einleitung

1.1 Ausgangslage

Probleme der Behindertenmedizin und der medizinischen Versorgung von Menschen mit geistiger und Mehrfachbehinderung[1] sind in den letzten Jahren zunehmend in die Aufmerksamkeit der Politik, der Gesellschaft und der Ärzteschaft gerückt. Kritik der Fachverbände der Behindertenhilfe und Versorgungsexperten bezieht sich dabei auf die räumlichen, strukturellen, fachlichen und finanziellen Defizite im stationären sowie ambulanten Bereich. In der jüngsten Zeit mehren sich Hinweise auf Defizite bei der Krankenhausversorgung der genannten Patientengruppe. Erwachsene mit schwerer oder mehrfacher Behinderung haben besonders große Schwierigkeiten, eine adäquate Diagnostik und Behandlung zu erlangen (vgl. Deutscher Ethikrat, 2016, S. 57 ff.; Weber, 2015, S. 273, 277; Martin, Poppele, 2014, S. 9; Seidel, 2010, S. 19 ff.).

Auf der Krankenhausebene werden in erster Linie die Qualität der medizinischen Versorgung, Zugangsgerechtigkeit und die wirtschaftlich orientierten Umstrukturierungsprozesse der Krankenhausorganisation kritisiert, die eine adäquate medizinische Versorgung dieser Menschen behindern (vgl. Stockmann, Martin, 2013, S. 48; Seidel, 2010, S. 30). Der Deutsche Ethikrat betont in seiner letzten Stellungnahme vom 05.04.2016 die Wichtigkeit einer statusindifferenten und diskriminierungsfreien Krankenhausversorgung, warnt vor der Betrachtung der Patienten mit besonderen Bedürfnissen unter dem Gesichtspunkt ihrer „Kostenträchtigkeit" und verweist auf die ethische und Verfassungsrechtswidrigkeit solcher impliziten Wertentscheidungen. Die Versorgungsprobleme dieser Patientengruppe im Krankenhaus werden oft mit dem DRG-System in Zusammenhang gebracht.

Allerdings wurden die Entwicklungen der Versorgungsqualität dieser Personen in Zusammenhang mit DRG-Anreizwirkungen bislang nicht systematisch untersucht und sind wissenschaftlich nicht erfasst. Die in 2009 von Deutschland ratifizierte UN-Behindertenrechtskonvention hat im Artikel 25 das Recht der Menschen mit Behinderung auf die Gesundheitsversorgung im gleichen Umfang, in gleicher Qualität und nach denselben Standards wie allen anderen Menschen anerkannt, eine diskriminierende Vorenthaltung von Gesundheitsversorgung oder -leistungen verboten. Bisher entspricht die medizinische Versorgung dieser Patientengruppe jedoch nicht diesem Standard (vgl. Weber, 2015, S. 273). Die Einführung des Fallpauschalsystems bei der Krankenhausfinanzierung im Jahr 2004 hat in deutschen Krankenhäusern zu Umstrukturierungsprozessen geführt, die die Versorgungsproblematik dieser Patientengruppe weiter verschärften (vgl. Stockmann, Martin, 2013, S. 48). Die Literaturdaten zu Anreizwir-

---

[1] Im Weiteren als Zielgruppe bezeichnet.

[2] In der Arbeit wird nur die männliche Form verwendet. Bei allgemeinen Bezeichnungen von Personen-

kungen des DRG-Systems sind inzwischen gut repräsentiert und liefern zum Teil kontroverse Ergebnisse. Bislang konnte bei empirischen Erhebungen keine Verschlechterung der Behandlungsqualität bei der Patientenversorgung festgestellt werden. Diese Untersuchungen beziehen sich jedoch auf die Gesamtbevölkerung, die Zielgruppe ist bei solchen Erhebungen deutlich unterrepräsentiert oder gar nicht vertreten.

Zwischen der Politik, Vertretern der Betroffenen und der Leistungserbringerseite besteht ein breiter Konsens darüber, dass die Versorgung der Zielgruppe in qualitativer sowie in wirtschaftlicher Hinsicht verbessert werden soll. Die Forderungen der Leistungserbringer beziehen sich größtenteils auf eine bessere Finanzierung des Mehraufwandes (vgl. Seidel, 2014, S. 34). Problematisch ist dabei, dass eine bessere Finanzierung alleine ohne weitere Maßnahmen unweigerlich zur Mengenausweitung von Leistungen und nicht zwangsläufig zur Verbesserung der Versorgungsqualität führt, da durch die Deregulierung ökonomische Anreize zur ungesteuerten Mengen- und Leistungsausweitung entstehen (vgl. Litsch, 2016, S. 2). Die aktuellen gesetzlichen Rahmenbedingungen bieten nicht zu unterschätzende Potenziale und Möglichkeiten für eine finanzielle und qualitative Verbesserung der medizinischen Versorgung der Zielgruppe. Die Managementebene spielt bei der Umsetzung und praktischen Gestaltung eine entscheidende Rolle.

Eine Vernachlässigung der adäquaten und bedarfsgerechten medizinischen Versorgung der Zielgruppe ist nicht nur ethisch und rechtlich bedenklich, sondern wirkt auf die gemeinwirtschaftlichen Kosten aus und führt zur Erosion solidarischer Sicherungsprinzipien im Gesundheitswesen (vgl. Bauer, 2006). Vor diesem Hintergrund gewinnt das Thema eine besondere gesellschaftliche, wirtschaftliche und ethische Relevanz. Die gesundheitsökonomische Relevanz ergibt sich aus höhen und meist lebenslang notwendigen Therapie-, Pflege- und Medikamentenkosten.

In praktischer Hinsicht liefert die vorliegende Arbeit differenzierte Erkenntnisse aus der Versorgungspraxis zu Problembereichen in der jüngsten Zeit als inhaltliche Basis für eine bedarfsorientierte Ausrichtung der zukünftigen Versorgung dieser Patientengruppe, zeigt die realisierbaren praktischen Lösungen zur Behebung dieser Defizite und trägt damit zur effektiven Allokation der Ressourcen im Gesundheitssystem bei.

1.2 Zielsetzung

Das Ziel dieser Master-Thesis ist, die in der Praxis beobachteten Probleme bei der medizinischen Versorgung der Zielgruppe nach ihrer Art und dem Zusammenhang mit DRG-Anreizwirkungen wissenschaftlich zu untersuchen und zu erfassen. Den Schwerpunkt des Untersuchungsgegenstandes bildet die Qualität der Krankenhausversorgung von Erwachsenen mit geistiger und Mehrfachbehinderung (gMB) nach dem Erreichen des 18. Lebensjahres und dem Wechsel in die Erwachsenenmedizin. Die Auswirkungen in den angrenzenden Bereichen - ambulante Versorgung, Wohn- und Pflegeheime - werden aufgrund der engen Verflechtungen mit der Krankenhausversorgung in die Untersuchung miteinbezogen. Basierend auf den Ergebnissen werden bedarfs- und praxisorientiert Handlungsempfehlungen für die Meso- und Mikroebene erarbeitet, die unter aktuellen Rahmenbedingungen realisierbar wären und zur qualitativen Verbesserung medizinischer Versorgung dieser sozial- und lobbyschwachen Personengruppe führen können. Komplettierend werden die gesundheitsökonomische Relevanz des Themas sowie die Auswirkungen auf die gemeinwirtschaftlichen Kosten untersucht. Die Forschungsfrage lautet:

Welche Auswirkungen und Probleme bei der medizinischen Versorgung der Erwachsenen mit geistiger und Mehrfachbehinderung entstehen auf der Krankenhausebene und in angrenzenden Bereichen im Zusammenhang mit DRG-Anreizwirkungen?

Durch das Einbeziehen der empirischen Untersuchung soll zudem die Frage beantwortet werden, inwieweit die empirisch erhobenen Daten zum gleichen Ergebnis wie der aktuelle Forschungsstand führen und inwieweit die Einschätzungen verschiedener Interessengruppen untereinander korrespondieren. Zu diesem Zweck wurde eine standardisierte schriftliche Befragung durchgeführt, welche die Befragungsergebnisse der Teilgruppen differenziert analysiert.

Folgende Forschungsthesen werden aufgestellt:

1. Die negativen DRG-Anreizwirkungen im Krankenhaussektor werden die Menschen mit geistiger und Mehrfachbehinderung noch härter als bisher treffen.

2. Der wirtschaftliche Druck im niedergelassenen Bereich wird die Versorgungssituation dieser Personen zusätzlich verschlechtern.

3. Probleme bei der medizinischen Versorgung der Zielgruppe werden höhere gemeinwirtschaftliche Kosten erzeugen.

Im nächsten Unterkapitel werden die Forschungskonzeption und der Aufbau der Arbeit erläutert.

1.3 Forschungskonzeption und Aufbau der Arbeit

Die wissenschaftliche Bearbeitung des Themas beinhaltet zwei Untersuchungsstränge: eine systematische Analyse der Literatur zum Forschungsthema und eine von der Verfasserin durchgeführte empirische Untersuchung. Das Forschungskonzept ist in Abbildung 1 schematisch dargestellt.

Abbildung 1. Das Forschungskonzept

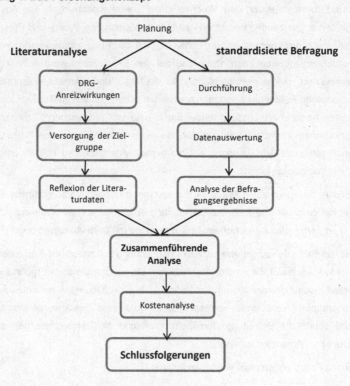

Quelle: eigene Darstellung in Anlehnung an Kuckartz, 2014, S. 104.

Der Gegenstand der empirischen Untersuchung ist die Versorgungsqualität der Zielgruppe im Krankenhaus sowie im ambulanten Bereich, den Schwerpunkt bildet die Qualität der Krankenhausversorgung. Die Evaluation der ambulanten Versorgung wurde aufgrund der engen Verflechtungen mit der Qualität der Krankenhausversorgung miteinbezogen. Die empirische Untersuchung erfolgte in Form einer standardisierten schriftlichen Befragung, die Stichprobe umfasste drei Fokusgruppen: gesetzliche Betreuer, Heim-/Pflegeleitungen der Behinderteneinrichtungen und Ärzte. Alle Befragungsteilnehmer haben eine hohe Kontakthäufigkeit mit den Patienten der Zielgruppe, der Großteil der Befragten erfüllt die Kriterien eines Expertenstatus. Die Analyse der empirischen Daten soll zusätzlich folgende Fragen beantworten:

- in welcher Weise und inwieweit korrespondieren die Befragungsergebnisse der Fokusgruppen untereinander?

- wie zufrieden sind die Befragungsteilnehmer mit der stationären und ambulanten Versorgung der Zielgruppe in verschiedenen Versorgungskategorien?

- inwieweit führt die Befragung zum gleichen Ergebnis wie der aktuelle Forschungsstand?

- wo liegen die aktuellen Erfolge und Defizite?

Psychiatrische, Reha- und zahnmedizinische Versorgung sind nicht der Gegenstand der Untersuchung. Die einzelnen Aspekte der psychiatrischen Versorgung werden am Rande des theoretischen Teiles und nur im Zusammenhang mit der Beantwortung der Forschungsfrage behandelt. DRG-Effekte und Anreizwirkungen ohne direkten Bezug auf die Patientenversorgung werden im Rahmen dieser Arbeit nicht berücksichtigt. Die Versorgung der in stationären Einrichtungen der Behindertenhilfe lebenden Personen wurde bei der empirischen Untersuchung durch die Teilnahme der Heim- und Pflegeleitungen besonders berücksichtigt. Die Unterschiede zu früheren Studien zur Versorgung dieser Personengruppe beziehen sich auf die Repräsentativität der Stichprobe, qualitativen Merkmale der Befragten, Kategorisierung des Untersuchungsgegenstandes und definierten Bewertungskriterien, die in Kapitel 4.3 erörtert werden.

Die Arbeit ist in weiteren sechs Kapiteln strukturiert. Kapitel 2 zeigt die Ausgangslage in Daten und Fakten auf, schildert den aktuellen Forschungsstand und gibt einen Überblick über die zukünftig erwartenden Entwicklungen. In Kapitel 3 werden theoretische Grundlagen der Arbeit erläutert: relevante Begriffe, Besonderheiten der medizinischen Versorgung der Zielgruppe und die Methodik der Befragung. Kapitel 4 gliedert sich in drei Teile: im ersten Teil werden die aktuellen wissenschaftlichen Daten zu DRG-Anreizwirkungen im Krankenhaussektor und in den angrenzenden Bereichen erörtert. Der zweite Teil betrachtet Versorgungsstudien der Zielgruppe in Deutschland innerhalb der letzten fünf Jahre. Ergänzend werden internationale Erfahrungen im deutschsprachigen Raum, relevante Studien aus der vor-DRG-Zeit und Entwicklungen jenseits des DRG-Systems beleuchtet. Der dritte Teil des Kapitels widmet sich der empirischen Untersuchung, darauf folgt der analytische Teil der Arbeit. Nach der Reflexion der Literaturdaten und Analyse der Befragungsergebnisse erfolgt eine zusammenführende Analyse mit der Kostenanalyse der finalen Ergebnisse aus der gemeinwirtschaftlichen Perspektive. Die Schlussfolgerungen schließen das Kapitel 4 ab. In Kapitel 5 werden praxisorientierte Handlungsempfehlungen für das Management der Meso- und

Mikroebene erarbeitet. In Kapitel 6 werden die Ergebnisse der Arbeit nochmals zusammengefasst sowie die Limitationen der Untersuchung aufgezeigt. Die Erläuterung der verwendeten Methodik findet sich im nächsten Unterkapitel.

1.4 Methodisches Vorgehen

Die wissenschaftliche Bearbeitung des Themas beinhaltet eine systematische Literaturanalyse und von der Verfasserin durchgeführte empirische Untersuchung im Forschungsfeld in Form einer standardisierten schriftlichen Befragung.

Im Rahmen der systematischen Literaturanalyse wird die relevante wissenschaftliche Primär- und Sekundärliteratur zu Themen: „Anreizwirkungen des DRG-Systems", „medizinische Versorgung von Menschen mit geistiger Behinderung", „vulnerable Patientengruppen und DRG", „Krankheitskostenanalyse" in der nationalen und internationalen deutschsprachigen Wissenschafts- und Versorgungslandschaft analysiert. Das Ziel der Literaturrecherche ist, die sämtlichen, auch kontrovers diskutierten Anreizwirkungen der DRGs, die die Versorgungsqualität der Zielgruppe beeinflussen können, zu identifizieren und zu erfassen. Da für die Zielgruppe nur wenige wissenschaftliche Versorgungsstudien mit hohem Evidenzgrad vorliegen, werden auch Studien mit geringerer Evidenz und Publikationen von Versorgungsexperten berücksichtigt, sofern sie den inhaltlichen Einschlusskriterien genügen. Daten zum stationären und ambulanten Bereich werden getrennt erfasst. Der Publikationszeitraum für die Literaturrecherche und Versorgungsstudien umfasst schwerpunktmäßig den Zeitraum von 2010 bis 2016, da die gewachsenen Zusammenhänge und Folgeerscheinungen des DRG-Systems nach dessen Einführung in 2004 mittel- und langfristig besser erkennbar bzw. triftiger wissenschaftlich abgebildet sind. Jedoch werden auch ältere, für das Thema relevante Publikationen sowie methodische Literatur mit einbezogen. Die wissenschaftlichen Texte zum Thema werden verglichen und bewertet. Für die Recherche werden folgende Suchbegriffe verwendet: „DRG-Auswirkungen", „Versorgung von Menschen mit geistiger Behinderung", „vulnerable Patientengruppen und DRG", „Ausgabenstruktur GKV", „Krankheitskosten", „innovative Versorgungsformen", die auch Stichwörter, Kombinationen der Suchbegriffe und Freitextsuche erfassen.

Die Literaturrecherche umfasst einschlägige Monographien, wissenschaftliche Publikationen in Fachzeitschriften in digitalisierter und Druckform, Vortrage und Statements auf Kongressen und Veranstaltungen, statistische Daten, Berichte und Reports der Gesetzlichen Krankenversicherung (GKV), Deutschen Krankenhausgesellschaft (DKG), des Bundesamtes für Statistik (Destatis), Bundesministeriums für Gesundheit (BMG), Instituts für das Entgeltsystem im Krankenhaus GmbH (InEK), Robert Koch Instituts (RKI). Für die Literaturselektion werden die inhaltlichen Einschluss- und Ausschlusskriterien angewandt, die in der Tabelle 1 aufgeführt sind.

Tabelle 1: Literaturrecherche: Ein- und Ausschlusskriterien

Einschlusskriterien
E 1. Setting und Versorger: stationärer und ambulanter Bereich Institutionen: somatische Krankenhäuser, Akut- und Fachkliniken, kirchliche Einrichtungen, Arztpraxen, Werkstätte, Wohneinrichtungen und Pflegeheime für Behinderte
E 2. Diagnostische Kriterien der Patientengruppen: geistige Behinderung, Mehrfachbehinderung
E 3. Studientypen: kontrollierte klinische Studien, Beobachtungs-, Evaluations- und Versorgungsstudien, Reviews
E 4. DRG-Anreizwirkungen: Finanzielle Anreize und Auswirkungen positiver und negativer Art, nicht finanzielle Anreize, indirekte finanzielle Anreize, direkte und indirekte Anreizwirkungen auf die Patientenversorgung im Krankenhaus und in die angrenzenden Bereiche
E 5. Publikationszeitraum der wissenschaftlichen Texte: von 2010 bis 2016, für Versorgungsstudien der Zielgruppe: 2002-2004, 2010-2016
E 6. Publikationssprache: Deutsch
E 7. Publikationsland: Deutschland, Österreich, Schweiz
Ausschlusskriterien
A 1. Zielgruppe: Personen ohne geistige Behinderung (gB), Personen nur mit Körperbehinderung, Kinder mit/ohne gB oder körperlicher Behinderung, Personen mit gMB bis zum 18. Lebensjahr
A 2. Versorger: Sozialpädiatrische Zentren, Zahnmediziner, Rehabilitationskliniken.

Quelle: eigene Darstellung in Anlehnung an Veit et al., 2012, S. 23.

Im Rahmen der Literaturrecherche wurde auf die folgenden Datenbanken und Bibliotheksbestände zurückgegriffen: der Deutsche Nationalbibliothek, der Online-Bibliothek der Apollon-Hochschule für Gesundheitswirtschaft, Universitätsbibliothek Heidelberg, des Karlsruher Virtuellen Kataloges, Internetportale der Bundesregierung, DESTATIS, Gesetzlicher Krankenversicherung, Fachverbände Behindertenhilfe, Fachzeitschriften „Deutsches Ärzteblatt", „Medizin für Menschen mit geistiger oder mehrfacher Behinderung", „Bundesgesundheitsblatt-Gesundheitsforschung-Gesundheitsschutz", „Zeitschrift für Evidenz, Fortbildung und Qualität im Gesundheitswesen", „Das Gesundheitswesen" etc. Die Darstellung der gesichteten Literatur erfolgt zusätzlich in Tabellenform.

Den empirische Teil der Arbeit bildet die standardisierte schriftliche Befragung der an der Versorgung der Zielgruppe beteiligten Fokusgruppen: gesetzliche Betreuer, Heim-/Pflegeleitungen der Behinderteneinrichtungen und die Patienten der Zielgruppe regelmäßig behandelnden Fachärzte.[2] Es handelt sich um eine Querschnittuntersuchung, die den Untersuchungsgegenstand in einem Zeitraum von den letzten fünf Jahren abbilden soll. Das Befragungsziel ist die Zufriedenheitsmessung und Einschätzung

---

[2] In der Arbeit wird nur die männliche Form verwendet. Bei allgemeinen Bezeichnungen von Personengruppen sind die Frauen immer mit eingeschlossen.

der Versorgungsqualität im Krankenhaus sowie ambulant anhand der von der Verfasserin definierten Indikatoren. Die Messung der Patientenzufriedenheit gilt als ein wichtiger Ergebnisparameter zur Beurteilung der Versorgungsqualität (vgl. Amelung, 2012, S. 197). Für die Personen der Zielgruppe übernehmen die gesetzlichen Betreuer diese Beurteilungsfunktion. Die Befragung hat auch einen explorativen Charakter, das Vorgehen lehnt sich methodisch an Mixed Methods, ein Methodenmix aus quantitativen und qualitativen Methoden.[3] Für die Erarbeitung der Fragenbogenkonzeption, Durchführung der Befragung und Auswertung der Ergebnisse erfolgte eine umfassende Recherche nach methodischer Literatur der empirischen Sozialforschung in den genannten Datenbanken, Bibliotheksbeständen und im Internet. Die Befragungsmethodik wird in Kapitel 3 erläutert. Der analytische Teil beinhaltet die Reflexion der Literaturdaten, eine differenzierte Analyse der Befragungsergebnisse und zusammenführende Analyse der gewonnen Erkenntnisse aus beiden Methodensträngen. Die Analyse schließt einen intertemporalen Vergleich der Studiendaten mit ein und erfolgt in Beziehung zu den Ergebnissen früherer empirischer Studien. Bei der Kostenanalyse werden die von deutschen Gesundheitsökonomen Prof. Andersen, Henke, Martin und Busse definierten methodischen Aspekte der Krankheitskostenrechnung angewendet, die in Kapitel 3.4 erörtert werden. Die Kostenanalyse der Ergebnisse dieser Arbeit erfolgt aus der gemeinwirtschaftlichen Perspektive und aufgrund einer unzureichenden Datenlage größtenteils qualitativ.

Die Kombination von zwei Methodensträngen mit der Triangulation von Datenquellen ermöglicht die Untersuchung des Forschungsthemas aus mehreren Betrachtungsperspektiven und ein besseres Verständnis des untersuchten Problems, dadurch wächst die Chance zur Generalisierung qualitativer Forschungsergebnisse (vgl. Kuckartz, 2014, S. 53 f.). Die Literaturanalyse alleine würde als ein monomethodisches Vorgehen die aktuellsten Entwicklungen im Versorgungsalltag weniger differenziert und ohne Praxisbezug abbilden. Die Befragung von verschiedenen Fokusgruppen erhöht die Objektivität der Ergebnisse und ihre Aussagekraft. Die Analyse der ökonomischen Bedeutung des Themas ist dadurch präzise, die Handlungsempfehlungen können problem- und praxisorientierter erarbeitet werden. Überdies stellt das parallele Design der Befragung die Unabhängigkeit der Ergebnisse von berufspolitischen Interessen sicher. Zusammenfassend lässt sich festhalten, dass die durch die Kombination von zwei Methodensträngen gewonnenen Erkenntnisse umfangreicher und durch die Datentriangulation vollständiger sind. Zur Veranschaulichung des Forschungsfeldes und besseren Orientierung im Forschungsfeld wird in dem nächsten Kapitel der Sachverhalt in Daten und Fakten erläutert.

---

[3] Zur Methodenanwendung im Rahmen eines Methodenmix bei Befragungen wird an dieser Stelle an die weiterführende Literatur verwiesen (Kelle, 2014, S. 153 ff.; Kuckartz, 2014, Meuser, Nagel, 1991).

2 Bedeutung des Themas

Im Fokus des zweiten Kapitels stehen die Daten- und Faktenlage, der aktuelle Forschungsstand und die zukünftig zu erwartende Entwicklungen zum Thema der Arbeit.

2.1 Daten- und Faktenlage

Nach Angaben der Fachgesellschaften und Fachexperten beläuft die Anzahl der in Deutschland lebenden Erwachsenen mit gMB auf ca. 400 Tsd., die genaue Zahl ist nicht bekannt (vgl. DGPPN, 2009; Seidel, 2010, S. 22; Engel, 2010, S. 391).[4] Ca. 200 Tsd. dieser Menschen leben in stationären Einrichtungen der Eingliederungshilfe (vgl. BeB, 2007, S. 6). Ihre Lebenserwartung gleicht sich der Lebenserwartung der Gesamtbevölkerung an (vgl. Köhncke, 2009, S. 6). Folgen der unzureichenden Versorgung der Zielgruppe sind die Komplikationen, Chronifizierung der Erkrankungen, Verschlimmerung der Behinderung mit dem daraus resultierenden Mehrbedarf an Diagnostik, Therapie und Pflege.

Der Wechsel von der retrospektiven zur prospektiven Finan-zierung durch das DRG-System hat zu grundlegenden Veränderungen der Organisa-tions- und Entscheidungsstrukturen der Krankenhäuser geführt. Unabhängig von ihrem Versorgungsauftrag haben die Krankenhäuser ihren betriebswirtschaftlichen Fokus verstärkt, die patientenbezogenen Entscheidungen werden zunehmend durch wirtschaftliche Ziele bestimmt (vgl. Volb et al., 2014; Roeder, Franz, 2014, S. 27). Patienten mit Mehrfacherkrankungen können die Behandlung erschweren und verteuern, ihre Zuordnung im DRG-System und die Kostenausreißer sind für die Kliniken aus betriebswirtschaftlicher Sicht problematisch (vgl. InEK, 2016, S. 61, 162 f.; Amelung, 2012, S. 191). Die wirtschaftliche Lage der Krankenhäuser ist schlechter geworden (vgl. Augurzky, 2016). So sind z. B. in Baden-Württemberg ca. ⅔ von den größten regionalen Krankenhausverbünden defizitär, die Zahl der Krankenhäuser von 2010 bis 2014 ist um ca. 7% zurückgegangen (vgl. Roland Berger, 2016, S. 2 ff., 21). In den letzten Jahren mehren sich Hinweise auf eine implizite Rationierung und Priorisierung der Leistungen in Krankenhäusern aller Träger ohne Beschränkung auf Hochkostenbereiche (vgl. Zander et al., 2014, S. 727; Reifferscheid et al., 2015a, S. 135; Strech et al., 2009, S. 1261). Da an der medizinischen Versorgung der Zielgruppe viele Akteure beteiligt sind, d. h. Krankenhäuser, spezialisierte Kliniken, niedergelassene und Heimärzte, steigt die Anzahl der Schnittstellen und der oft schwer überwindbaren Sektoren- und Bereichsgrenzen. Rechtlich stehen in Deutschland verschiedene Möglichkeiten zur Verfügung, eine sektoren- oder bereichsübergreifende Versorgung

---

[4] Die Schwerbehindertenstatistik fasst die geistigen Behinderungen und psychische Krankheiten in einer Oberkategorie zusammen und ermöglicht dadurch keine exakte Aussage zu der Größe der Zielgruppe (vgl. DKG, 2015b, S. 2; Steffen, Blum, 2011, S. 6; Köhncke, 2009, S. 16 ff.).

zu realisieren und auf diesem Weg auch die Leistungsfinanzierung zu verbessern (vgl. Veit et al., 2012, Teil D 4/29). Die Krankenkassen haben an diesen Versorgungs-modellen, die in Kapitel 3 näher erläutert werden, ein starkes Interesse, da sie hier-durch ihre Ausgaben senken können (vgl. Müller, 2005, S. 2). Die für das Forschungs-thema weiteren relevanten Daten und Fakten sind in der Tabelle 2 zusammengefasst.

Tabelle 2. Daten- und Faktenlage

Zielgruppe	
Lebenserwartung	Anstieg von 18,5 Jahren in den 1930er auf 66 Jahre in den 1990er Jahre (vgl. Hasseler, 2014, S. 2030;).
Gesundheitszustand	oft chronisch krank, häufige Kombination von körperlichen, geistigen und psychischen Beeinträchtigungen, gehäuftes Auftreten von seltenen Syndromen (vgl. Martin, Poppele, 2014, S. 10). Multimorbi-dität und psychische Störungen sind drei- bis viermal häufiger als in der Allgemeinbevölkerung (vgl. Häßler, Fegert, 2011, S. 328)
Krankenhäuser	
Besonderheiten der Behandlung	hoher Zeit-, Personal- und Ressourcenaufwand durch eingeschränk-te Kommunikation und Kooperation, Verhaltensauffälligkeiten, oft langwierige stationäre Verläufe (vgl. Martin, Poppele, 2014, S. 10)
Abbildung in DRGs	für gMB fehlt, Ausnahmeregelungen liegen vor (vgl. Wöhrmann, 2010, S. 80)
wirtschaftliche Lage der Krankenhäuser	bleibt angespannt, 2012 hatten 35 % der Krankenhäuser einen Jahresfehlbetrag, 13 % waren insolvenzgefährdet (vgl. GKV-Spitzenverband, 2015, S. 26; Reifferscheid et al., 2015b, S. 3)
Finanzierung der Investitionen	erfolgt aus DRG-Erlösen, die Länder tragen weniger als 5% der Investitionen für Krankenhäuser (vgl. Schepers, Weiß, 2014, S. 145; Reifferscheid et al., 2015b, S. 6; GKV-Spitzenverband, 2015, S. 31)
Personalsituation 1998 - 2014	Die Anzahl der Beschäftigen ist insgesamt von 850.948 auf 859.427 ggf. um 8.479 angestiegen (Vollkräfte, vgl. DKG, 2010, S. 11; DKG, 2015a, S. 1)
Änderung der Personalstruktur 1998 - 2014	die Zahl der Krankenhausärzte vom 107.106 auf 150.757 um 43.651 angestiegen, beim nicht-ärztlichen Personal von 743.842 auf 708.670 um 35.172 reduziert (vgl. DKG, 2010, S. 11; DKG, 2015a, S. 1)
Gesundheitsökonomische Daten	
Versorgung der chronisch kranken	Auf chronisch kranke entfliehen ca. 69% der Krankenhausfälle, 83% der Arzneimittelverschreibungen (vgl. SVR, 2001, Band III, 7.2). Über die Hälfte der GKV-Ausgaben entfallen auf Patienten mit drei und mehr chronischen Erkrankungen (vgl. Amelung, 2012, S. 162, 266)
Arzneimittelausgaben der GKV	2015: der Zuwachs in der GKV 3,9 % je Versicherte, absolut ca. 1,7 Mrd. € (vgl. GKV-Finanzen 2015, S. 276); in den letzten 10 Jahren sind um ca. 5 % pro Jahr gestiegen (vgl. Glaeske, 2011, S. 142).

Quelle: eigene Darstellung, basierend auf den Quellen im Tabellentext.

Insgesamt kann man beobachten, dass die Krankenhäuser vor dem Hintergrund ihrer wirtschaftlichen Situation zu weiterer Ressourcenoptimierung gezwungen sind. Die stationäre Versorgung der Zielgruppe ist ressourcenintensiv, hat jedoch unter gesund-heitsökonomischen Gesichtspunkten eine hohe Bedeutung. Aufgrund der demographi-schen Entwicklungen wird der Bedarf an medizinischen Leistungen für diese Personen steigen.

2.2 Aktueller Forschungsstand

Die Entwicklungen bei der Versorgung der Zielgruppe in Zusammenhang mit DRG-Anreizwirkungen und ihre möglichen Auswirkungen auf die gemeinschaftswirtschaftlichen Kosten wurden bislang in Deutschland nicht systematisch untersucht. Da keine unmittelbaren theoretischen und empirischen Literaturquellen zu diesem Thema vorliegen, hat die Verfasserin für die Untersuchung des Themas die wissenschaftliche Literatur aus zwei Forschungsgebieten herangezogen: DRG-Anreizwirkungen auf die Patientenversorgung und empirische Daten zur medizinischen Versorgung der Zielgruppe.

Nach 12 Jahren des DRG-Systems in Deutschland sind die Literaturdaten zu systemimmanenten DRG-Anreizwirkungen umfassend repräsentiert. Ob in diesem Zusammenhang ökonomische Ziele der Krankenhäuser patientenbezogene Entscheidungen negativ beeinflussen, wird weiter diskutiert, ist jedoch bislang nicht belegt (vgl. Roeder, Franz, 2014, S. 28). Wissenschaftliche Publikationen liefern kein einheitliches Bild der Auswirkungen auf die Versorgungsqualität, die Positionen der Forscher sind z. T. kontrovers. Die DRG-Begleitforschung hat in Deutschland gleichzeitig mit der Einführung des DRG-Systems begonnen und verfolgte das Ziel, die Auswirkungen des DRG-Systems auf die Versorgungsqualität, -struktur und andere Versorgungsbereiche zu untersuchen. Zur Durchführung wurden nach §17b Abs. 8 des Krankenhausfinanzierungsgesetzes die Selbstverwaltungspartner verpflichtet. Der Forschungszeitraum umfasste drei Phasen: die Einführungsphase (2004-2006), Konvergenzphase (2006-2008) und das Ende der Konvergenzphase (2008-2010). Im Endbericht konstatierten die Autoren, dass die befürchteten negativen Auswirkungen auf die Qualität der Patientenversorgung nicht eingetreten sind. Gleichzeitig wiesen die Forscher darauf hin, dass die Auswirkungen auf die Versorgungsqualität nicht abschließend geklärt sind und weiter beobachtet werden sollen, um die langfristigen Veränderungen identifizieren und darauf zielgerichtet reagieren zu können (vgl. InEK, 2013, S. XVII f.).

Die Frage nach Qualitätseffekten der DRG-Anreizwirkungen bleibt auch nach dem Ende der Konvergenzphase nicht abschließend geklärt. So vertritt Hilgers die Auffassung, dass es bis 2011 keine umfassenden empirischen Studien zu den Qualitätseffekten des DRG-Systems in Deutschland gab. Die qualitativen Umfragen gelten nach der Ansicht der Hilgers als nicht repräsentativ, mitunter von den jeweiligen Interessengruppen im Gesundheitssystem beeinflusst und müssen in unabhängigen Forschungsarbeiten geprüft werden (vgl. Hilgers, 2011, S. 83 f., 148). Seitdem wurden weitere theoretische und empirische Arbeiten publiziert, die das Verhalten der Krankenhäuser im Hinblick auf die Mengenentwicklung, Fragmentierung der Behandlung, das Verlegungsverhalten, Personaländerungen und Priorisierungsverhalten der Berufsgruppen untersuchen, derer Ergebnisse in Kapitel 4.1 im Detail erläutert werden.

Sens und Braun weisen auf das Problem hin, dass es keine repräsentativen Längsschnittstudien gibt, die Veränderungen der Versorgungsqualität während der DRG-Einführung oder im gesamten Prozess der Ökonomisierung des Gesundheitssystems gemessen haben. Demnach ermöglicht keine der vorliegenden Studien einen Vorher-Nachher-Vergleich, da die entsprechenden Vergleichsdaten vor der DRG-Einführung nicht erhoben wurden. Zudem betonen Autoren die Problematik, die DRG-attributablen Effekte aus der Gesamtentwicklung eines sich verändernden Gesundheitssystems zu isolieren. Dadurch lasse sich nicht abschätzen, welche Folgen die DRG-Einführung für die Patientenversorgung hat (vgl. Sens, 2009, S. 551; Braun et al., 2010a, S. 13). Darüber hinaus haben die Studien zur Versorgungsqualität zum Ziel, die gesamte Bevölkerung abzubilden. Spezielle Patientengruppen sind in diesen Studien und bei statistischen Erhebungen nicht angemessen repräsentiert. Aus forschungspragmatischen Gründen werden sie oft nicht zur Grundgesamtheit gezählt und fallen so aus dem Untersuchungsdesign heraus. Die Ursachen dafür sind eine zu kleine Stichprobe für Auswertungen, ungenaue, geringe oder fehlende Information über die Repräsentanten, ihre Nicht-Erreichbarkeit (vgl. Schütte, Schmies, 2014, S. 799). Auch Personen, die in stationären Behinderteneinrichtungen leben, sind bei statistischen Erhebungen deutlich unterrepräsentiert (RKI, 2015, S. 132).

In Bezug auf die medizinische Versorgung der Zielgruppe im Allgemeinen existieren wenig wissenschaftlich fundierte Ergebnisse (vgl. Steffen, Blum, 2011, S. 7). Die bislang durchgeführten Studien haben meist einen qualitativen Charakter, größtenteils mit dem Fokus auf die Erlebnisse dieser Personen aus der interaktionistischen Perspektive (vgl. Tacke, 2014, S. 7; Roser et al., 2011, S. 34). Die übrigen wenigen Studien zielten auf die Gesamterfassung der bestehenden Barrieren im Gesundheitssystem. Die Mehrzahl dieser Studien wurde in dem Zeitraum 2011-2013 publiziert. 2015 publizierten Schäfer-Walkmann et al. Ergebnisse einer Studie, die Barrieren bei der gesundheitlichen Versorgung von Erwachsenen mit gMB im Stadtgebiet Stuttgart qualitativ und quantitativ untersuchte, der Schwerpunkt der Studie lag in der ambulanten Versorgung. 2015 kam Hasseler im Rahmen einer qualitativen Studie zur gesundheitlichen Versorgung der Zielgruppe zum Schluss, dass weitere Studien erforderlich sind, um die differenzierten Kenntnisse über die gesundheitliche Lage der Zielgruppe zu erhalten (vgl. Hasseler, 2015a, S. 369 f.). Die Ergebnisse dieser und weitere Studien werden in Kapitel 4.2 erläutert.

Eine ältere, jedoch für die Untersuchung der Forschungsfrage relevante Studie wurde 2002 von Abendroth et al. publiziert. Die Studie untersuchte die damaligen Defizite der gesundheitlichen Versorgung der Zielgruppe in Rheinland-Pfalz und liefert somit wichtige empirische Daten aus der Zeit vor der DRG-Einführung.

Zusammenfassend bleibt festzuhalten, dass der Einfluss der DRG-Anreizwirkungen auf die Behandlung von Menschen mit gMB wissenschaftlich nicht erforscht wurde. In den Qualitätsstudien und Patientenbefragungen im Rahmen der DRG-Forschung ist die Zielgruppe deutlich unterrepräsentiert oder gar nicht vertreten. Die Frage nach der Auswirkung des DRG-Systems auf die Versorgungsqualität der Zielgruppe bleibt unbeantwortet. Zu theoretischen und empirischen Defiziten gehören somit:

- fehlende wissenschaftliche Daten zur Entwicklung der Krankenhausversorgung der Zielgruppe in Zusammenhang mit DRG-Anreizwirkungen

- der Mangel an wissenschaftlichen Daten zur stationären Versorgung der Zielgruppe insgesamt

- fehlende gesundheitsökonomische Evaluationen der medizinischen Versorgung der Zielgruppe im Speziellen.

Die vorliegende Arbeit ermöglicht, durch die Analyse der theoretischen und empirischen Daten aktuelle versorgungs- und praxisrelevante Informationen zur Beantwortung der Forschungsfrage zu gewinnen. Anhand der Analyseergebnisse nimmt diese Master-Thesis erstmals eine Betrachtung des Problemfeldes aus gesundheitsökonomischer Perspektive vor und erarbeitet Handlungsempfehlungen zur Beseitigung oder Verringerung der Versorgungsdefizite. Das Vorhaben trägt zu der Diskussion zu den Qualitätseinflüssen der DRG-Anreizwirkungen bei vulnerablen, multimorbiden und ressourcenintensiven Patienten bei.

2.3 Zukünftig zu erwartende Entwicklungen

Im Folgenden werden die zu erwartende zukünftigen Entwicklungen, die Auswirkungen auf die Versorgung der Zielgruppe haben können, für die verschiedenen Ebenen des Gesundheitssystems dargelegt.

Auf der *Selbstverwaltungsebene* ist das Gesundheitssystem gegenwärtig von Interessenkämpfen, Verteilungskonflikten und ideologisierten Debatten geprägt, die Akteure vertreten oft nur ihre Partikularinteressen (vgl. Heyen, Reiß, 2014a, S. 248 f.). Durch die zunehmenden Ökonomisierungsprozesse im Gesundheitssystem werden die Verteilungskämpfe stärker. Um dieser Entwicklung entgegenzutreten, werden die Anstrengungen auf *politischer Ebene* darauf abzielen, die Mauer zwischen den Sektoren endgültig abzubauen und die sektorenübergreifenden Versorgungsmodelle zu entwickeln. Der Sachverständigenrat zur Begutachtung der Entwicklung im Gesundheitswesen hat die entsprechenden Empfehlungen bereits formuliert (vgl. SVR 2014, S. 167 f.). Sektorenübergreifende Versorgungsformen werden direkt und über Anreize gefördert. Die Bürgerpartizipation im Gesundheitswesen wird erhöht, zu erwarten ist die Stärkung der Priorisierungsdebatte (vgl. Gerlach, 2016, S. 2; Heyen, Reiß, 2014b, S. 269 ff.).

Auf der *Krankenhausebene* wird die finanzielle Situation für Krankenhäuser herausfordernder, der Wettbewerb wird zunehmen (vgl. Augurzky, 2016; Heitmann, zit. n. Osterloh, 2016, S. 589; Roeder, Franz, 2014, S. 33). Die zukünftigen Herausforderungen werden eine optimale Positionierung auf dem Gesundheitsmarkt und weitere Optimierung der internen Organisation unter Patienten-, Mitarbeiter- und Kostengesichtspunkten darstellen (vgl. Roland Berger, 2016, S. 5, 21; Hampel et al., 2016, S. 288). Die Prozesse werden noch stringenter organisiert, die Arbeitsverdichtung wird zunehmen, die Verweildauer weiter verkürzt (vgl. Roeder, Franz, 2014, S. 33). Die Finanzierung eines relevanten Teils der Investitionen wird weiterhin aus den DRG-Erlösen erfolgen müssen (vgl. Reifferscheid et al., 2015b, S. 6; GKV-Spitzenverband, 2015, S. 31). Die wirtschaftliche Entwicklung wird die Rationierungsproblematik in Krankenhäusern verschärfen und die Gefahr einer unkontrollierten Mengendynamik erhöhen (vgl. Reifferscheid et al., 2015a, S. 135). Die neuen Vertragsformen und Selektivverträge werden eine wachsende Bedeutung erlangen, mit Abschluss solcher Verträge werden Krankenhäuser noch mehr in eine Unternehmerrolle kommen (vgl. Roeder, Franz, 2014, S. 33; Augurzky, 2016; Berger, 2016, S. 2, 5).

Im *ambulanten Sektor* wird die Ausgestaltung der ambulanten fachärztlichen Versorgung den Selbstverwaltungspartnern übergeben und die Bereiche der Bedarfsermittlung, der Qualitätssicherung und der Vergütung umfassen (vgl. Litsch, 2016, S. 2). Integrierte und sektorenübergreifende Vertragsformen werden eine stärkere Bedeutung bekommen, Kooperationen und Netzwerke werden gefördert (vgl. Roeder, Franz, 2014, S. 33).

Menschen mit gMB werden in großer Zahl das Rentenalter erreichen, der Bedarf an medizinischen Leistungen wird steigern (vgl. BeB, 2009, S.5; Kludas, 2008, S. 2 f.). Die Zahl der Patienten mit gMB wird in den Krankenhäusern in den nächsten Jahren zunehmen (vgl. DKG, 2015b, S. 2). Auf der *gesundheitsökonomischen Ebene* werden gesundheitsökonomische Evaluationen zur besseren Ressourcenallokation mehr an Bedeutung gewinnen (vgl. Brüggenjürgen, Willich, 2006, S. 11).

Zusammenfassend lässt sich schlussfolgern, dass die Krankenhäuser ihre wirtschaftliche Situation weiter optimieren werden. Die Anreize zur Nutzenmaximierung werden dadurch stärker sein, die Prozesse weiter angepasst, die Verweildauer verkürzt. Aufgrund der demographischen Entwicklung wird der Behandlungsbedarf der Zielgruppe steigern. Sektorenübergreifende und selektive Vertragsformen werden zukünftig eine größere Rolle in allen Sektoren des Gesundheitswesens spielen.

Im nächsten Kapitel werden die wichtigsten Begriffe der vorliegenden Arbeit aus theoretischer Sicht erläutert.

3 Theoretische Grundlagen

Das Kapitel befasst sich mit der terminologischen Klärung der wichtigsten Begriffe der Arbeit sowie aus theoretischer Sicht mit der durchgeführten empirischen Untersuchung.

3.1 DRG-System

Das G-DRG-System (German Diagnsosis-Related-Groups, im Folgenden DRG) ist ein prospektives Vergütungssystem, das im Jahr 2004 das seit 1972 geltende „Selbstkostendeckungsprinzip" mit den tagesgleichen Pflegesätzen abgelöst hat. DRGs sind die diagnosebezogenen Fallpauschalen. Alle Leistungen der Krankenhäuser werden durch DRGs einheitlich definiert und pauschal vergütet, die Ausnahme bilden psychiatrische Krankenhäuser. Mit der DRG-Einführung sollten die Kostendämpfung, Effizienzsteigerung im Krankenhaussektor, Förderung der Wirtschaftlichkeit und die Beseitigung der Fehlanreize im System erreicht werden (vgl. Hilgers, 2011, S. 31; Braun et al., 2010a, S. 33, 39 f.; Leu, 2015, S. 34).

Die Fallpauschalen sind von dem tatsächlichen Aufwand und der Liegedauer unabhängig. Alle Patienten werden je nach Diagnose, Schweregrad und Prozedur in homogene Fallgruppen eingeordnet. Für die meisten DRGs wurden eine untere und obere Grenzverweildauer festgelegt. Um den negativen Anreizen dieser Vergütungsform wie zu frühe Entlassungen, Mengenausweitung oder Fehlgruppierung entgegen zu wirken, sind im DRG-System spezifische Regelungen vorgesehen (vgl. Thomas et al., 2013, S. 241). Um die vorzeitigen Entlassungen nicht zu belohnen, erfolgen beim Unterschreiten der Liegezeit Abschläge, bei erheblichen Überschreitungen ist ein Zuschlag vorgesehen, um die Komplikationen zu vergüten. Zum Vermeiden des Aufspaltens der Behandlungsfälle in mehrere Aufenthalte wurden Zeiten festgesetzt, in deren eine wiederholte Einweisung ins Krankenhaus nicht vergütet wird. Die Kodierung eines Patienten erfolgt durch die Verschlüsselung einer Hauptdiagnose, der behandlungsrelevanten Nebendiagnosen und durchgeführten Prozeduren. Die Verschlüsselungsregeln werden in den „Deutschen Kodierrichtlinien" festgehalten. Die Verschlüsselung stellt in erster Linie eine ökonomische und nur bedingt eine medizinische Klassifikation dar (vgl. Vogd, 2014, S. 246).[5]

Die eingetretenen DRG-Effekte wie die Ausschöpfung von Wirtschaftlichkeitspotenzialen, Prozessoptimierungen, Spezialisierung auf Kernleistungen, Kooperationen, Verweildauerkürzung sind erstrebenswert und unbestritten (vgl. Hilgers, 2011, S. 41 f.). Dennoch birgt, trotz der getroffenen Regelungen, das DRG-System das Risiko uner-

---

[5] Auf die Darstellung der zentralen DRG-Rechengröße und des Errechnungsprinzips der Fallsumme wird an dieser Stelle verzichtet und auf die weiterführende Literatur verwiesen (s. Vogd, 2014; Hilgers, 2011; Braun, 2010).

wünschter Begleiterscheinungen. Da eine Reihe von bedeutsamen Behandlungspro-
zeduren in dem Kodiersystem nicht abgebildet wird, entstehen durch die Kostenausreißer Kostenunterdeckungen, die Kurzlieger zeigen regelhaft eine Kostenüberdeckung
(vgl. InEK, 2016, S. 161). Aufgrund verkürzter Verweildauer und der Arbeitsverdichtung
wird in der Politik, Wissenschaft und Medien die Gefahr einer geminderten Behandlungsqualität diskutiert. Dabei reicht die Spannweite der Bewertungen der DRG-Effekte
von der Charakterisierung als nebenwirkungsfreie Erfolgsgeschichte bis zu spürbar
nachteiligen Wirkungen der DRGs und bevorstehenden unerwünschten Veränderungen des Gesundheitssystems (vgl. Reifferscheid et al., 2013, S. 17; Deutscher Ethikrat,
2016, S. 7 f.; Braun, 2014, S. 110 f.; Maio, 2014, S. 34). Ob sich die Qualität der Patientenversorgung verschlechtert hat, ist gestützt auf den Endbericht der DRG-
Begleitforschung nicht abschließend geklärt (vgl. InEK, 2013, S. XVII f.).

Dennoch gilt die DRG-Einführung als das folgenreichste Reformelement im gesamten
Prozess der Ökonomisierung der Medizin, der seit dem Ende der 90-er Jahre begonnen hat und von der Politik und Gesetzgeber konsequent realisiert wird (vgl. Braun et
al., 2010a, S. 39).

3.2 Geistige und Mehrfachbehinderung. Begriffsdefinition und Besonderheiten der medizinischen Versorgung

Nach der Internationalen Statistischen Klassifikation der Krankheiten (ICD-10) ist geistige Behinderung oder Intelligenzminderung ein Zustand von verzögerter oder unvoll-
ständiger Entwicklung der geistigen Fähigkeiten mit besonderer Beeinträchtigung von
Fertigkeiten, die zum Intelligenzniveau beitragen, wie z.B. Kognition, Sprache, motori-
sche und soziale Fertigkeiten (vgl. ICD-Code, 2016). Die Begriffe „geistige Behinderung" und „Intelligenzminderung" werden als Synonyme angewendet (vgl. Irblich, 2011
S.13 f.). Unter „Mehrfachbehinderung" versteht man das gleichzeitige Vorkommen
mehrerer Behinderungstypen, z. B. geistige Behinderung und Körper- oder Sehbehin-
derung. Verschiedene Behinderungen verstärken sich in ihren Auswirkungen wechsel-
seitig (vgl. BAGüS, 2008, S. 6; BWKM). Die Klassifikation von geistiger Behinderung
und die Prävalenzraten in Deutschland sind in der Tabelle 3 aufgeführt.

Tabelle 3. Geistige Behinderung: Klassifikation und Prävalenz in Deutschland

Geistige Behinderung	IQ	Prävalenz
alle Schweregrade	unter 69	0,6 – 3%, davon:
leichte	50 - 69	ca. 80%
mittelgradige	35 - 49	ca. 12%
schwere	20 - 34	ca. 7%
schwerste	unter 20	ca. 1%

Quelle: eigene Darstellung, basierend auf ICD-10; Häßler, Fegert, 2011, S. 321 f., 328.

Aufgrund der oft fehlenden oder erheblich eingeschränkten Kommunikation und Kooperation stellt die Behandlung der Personen mit gMB eine große Herausforderung für Therapeuten sowohl im Krankenhaus als auch im ambulanten Bereich dar. Die Besonderheiten der medizinischen Versorgung dieser Patienten sind in der Tabelle 4 erfasst.

Tabelle 4. Krankenhausversorgung der Zielgruppe: Besonderheiten und Herausforderungen

Kategorie	Besonderheiten und Herausforderungen
Körperlicher Gesundheitszustand	gehäuftes Auftreten von Mehrfacherkrankungen bei zusätzlicher Sinnes- und körperlicher Beeinträchtigung, z. B. Seh-/Hörstörung, Epilepsie, Lähmungen, gestörtes Schmerzempfinden, überdurchschnittlich oft multimorbid und chronisch krank (vgl. Brühl, 2009, S. 3; Engel et al., 2010, S. 391). → problematische Zuordnung in DRGs
Psychische Störungen	ca. die Hälfte leidet an psychiatrischen Begleiterkrankungen (vgl. Meins, 2005, S. 116). → professionelle Begleitung notwendig, dadurch hohe Medikamentenkosten und der Therapieaufwand
Verhalten	aggressive Verhaltensstörungen: die Prävalenz liegt bei ca. 62% aller Erwachsenen mit gB, für auto- und fremdaggressives jeweils zwischen 20-30% und 24-35% (vgl. Häßler, Fegert, 2011, S. 328). → erhöhter personeller Aufwand
Kommunikation	eingeschränkt, oft fehlend, Unfähigkeit zu Schmerzäußerungen → übliche diagnostische Standardregeln sind bedingt oder nicht anwendbar, die Erhebung der Beschwerden ist meist nicht möglich → personeller und Zeitaufwand
Kooperation	oft eingeschränkt oder fehlt. Patienten mit gMB lassen sich nicht einem Behandlungspfad zuordnen, die Behandlung erfordert oft einen multidisziplinaren Einsatz (vgl. Harenski, 2007, S. 1970). → erhöhter Personal- und Ressourcenaufwand
Einwilligung	ab mittelschwerer gB fehlt, die Einwilligung in invasive diagnostische und Behandlungsmaßnahmen erfolgt durch den gesetzlichen Betreuer → Zeitverzögerungen, organisatorischer, Kommunikations- und Koordinationsaufwand
Rechtliche Besonderheiten	oft freiheitseinschränkende Maßnahmen notwendig, z. B. vorübergehende Fixierung oder Zimmerabschluss, hierzu sind richterliche Genehmigung und Überwachung notwendig → personeller und Dokumentationsaufwand, Zeitverzögerungen

Quelle: eigene Darstellung, basierend auf Brühl, 200, S.3; Engel et al., 2010, S. 391; Meins, 2005, S. 116; Häßler, Fegert, 201, S. 328; Harenski, 2007, S. 1970.

Um den besonderen Bedarfen der Menschen mit gMB gerecht zu werden, erfolgt die medizinische Versorgung dieser Personen außer den Regelstrukturen zusätzlich in den spezialisierten Kliniken und Medizinischen Zentren für Erwachsene mit Behinderung (MZEB).[6] Da aufgrund ihrer Multimorbidität und des Hilfebedarfs an der Versorgung dieser Patienten i. d. R. viele Akteure beteiligt sind (siehe Anhang 1), ist ein effizienter Informationsfluss für die Kontinuität der Behandlung und optimale Versorgung wichtig.

---

[6] Die gesetzliche Grundalge für die MZEB-Gründung bilden das §119a und seit dem 01.07.2015 §119c des SGB V. Bislang sind 15 Gründungsanträge von ca. 70 bundesweit vorgesehenen MZEBs eingegangen (Stand 15.12.2015, vgl. Bessenich, 2015).

3.3 Medizinische Versorgung und Versorgungsqualität

Der Begriff „medizinische Versorgung" umfasst diagnostische, therapeutische und pflegerische Leistungen in Einrichtungen und Diensten wie Praxen, Krankenhäuser, Heime, geht über die Abgrenzung der reinen ärztlichen Leistungen und der Leistungen der Gesetzlichen Krankenversicherung nach dem SGB V hinaus, beinhaltet medizinische Leistungen der Pflege nach SGB XI (z. B. medizinische Behandlungspflege) und für Menschen mit Behinderungen auch die Leistungen der Eingliederungshilfe nach SGB XII (vgl. Weber, 2015, S. 274).

Der Begriff „Versorgungsqualität" wurde von Donabedian geprägt, der die medizinische Versorgungsqualität in drei Kategorien unterteilte: die Struktur-, Prozess- und Ergebnisqualität.

- Die *Strukturqualität* umfasst personelle, organisatorische Voraussetzungen, räumlichen Gegebenheiten und technische Ausstattung bei der Leistungserstellung

- die *Prozessqualität* beschreibt alle ärztlichen und pflegerischen Aktivitäten innerhalb eines Versorgungsablaufs, die unter Berücksichtigung der individuellen Krankheitsmerkmale eines Patienten ergriffen werden oder nicht

- die *Ergebnisqualität* bezieht sich auf das Behandlungsergebnis, das anhand der Veränderungen des Gesundheitszustandes und anhand der Zufriedenheit der Patienten gemessen werden kann (vgl. Donabedian, 2005; G-BA, 2015).

Die Wichtigkeit der Patientenzufriedenheit in Bezug auf das erreichte Ergebnis und die Behandlung wurde von Donabedian betont. Da die Patientenzufriedenheit mit den klinischen und gesundheitsbezogenen Indikatoren korreliert, stellt sie eine wichtige Ergebnisdimension in der Outcomes-Forschung dar und gilt als ein wichtiger Ergebnisparameter zur Beurteilung der Versorgungsqualität (vgl. Amelung, 2012, S. 197, 338). Wenn zur Messung der anerkannten Qualitätsmerkmale nicht auf die etablierten Erhebungsinstrumente zurückgegriffen werden kann, können in ausgewählten Bereichen auch Drittpersonen miteinbezogen werden, z. B. die Angehörigen. Dies erfordert Befragungsinstrumente, die teilweise neu zu entwickeln sein werden (vgl. BQS, 2013). Allerdings bildet die Patientenzufriedenheit das Ergebnis der Versorgung nicht vollständig ab (vgl. Amelung, 2012, S. 305).

Außerdem stellt die Schaffung und Sicherstellung einer bedarfsgerechten medizinischen Versorgung das zentrale Ziel eines nutzerorientierten Gesundheitssystems dar. Das Konzept der Bedarfsgerechtigkeit zielt auf die Beseitigung von der Über-, Unterund Fehlversorgung. Dabei gilt es, zwischen dem objektiven und subjektiven Bedarf zu unterscheiden (vgl. Augurzky et al., 2016, S. 248). Die bedarfsgerechte Versorgung hängt nicht vom Einkommen, Beruf oder sozialer Schicht des Patienten ab, sondern orientiert sich primär am Schweregrad der Krankheit und/oder Behinderung (vgl. SVR, 2014, S. 15 f.).

3.4 Innovative Versorgungsmodelle

Innovative Versorgungsmodelle werden auch als neue Versorgungsformen bezeichnet und sind durch eine direkte Vertragsgestaltung mit Krankenkassen auf der Basis einer leistungsgerechten Vergütung für qualitativ hochwertige und messbare medizinische Versorgung gekennzeichnet (vgl. Besl, 2011, S. 207 f.). Das Ziel dieser Versorgungsformen ist eine stärkere Ausrichtung auf die Vernetzung, Kommunikation und Kollaboration (vgl. Amelung, 2012, S. 8). Vier wesentliche Elemente dieser Versorgungsformen sind:

- Steuerung der Qualität und Kosten als dominante Ziele

- zunehmende Kooperation von Leistungserbringern und Kostenträgern bei unterschiedlichen Kooperationsgraden

- Anwendung von Managementprinzipien und -instrumenten

- selektives Kontrahieren der Kostenträger bei bestimmten Formen innovativer Versorgungsstrukturen (vgl. Braun et al., 2013, S. 5).

Inzwischen existiert eine Vielzahl solcher Versorgungsmodelle, die gesetzlich verankert sind. Die Schwerpunkte hat der Gesetzgeber auf die Integrierte Versorgung, hausarztzentrierte Versorgung, Medizinischen Versorgungszentren und Disease Management Programme gesetzt (vgl. Glaeske, 2009, S. 26). Eine Übersicht der neuen Versorgungsformen ist in der Tabelle 5 dargestellt.

Tabelle 5. Neue Versorgungsformen

Ambulante Versorgung	Sektorenübergreifende Versorgung
Integrierte Versorgung § 140a SGB V Hausarztzentrierte Versorgung (Gatekeeping-Modell) § 73b-c SGB V Strukturverträge § 63 SGB V Modellvorhaben § 73a SGB V Ambulantes Operieren § 115 SGB V MVZ §95 SGB V Praxisgemeinschaften und Filialen (VändG) Überörtliche Praxisgemeinschaften und MVZ (VändG)	Integrierte Versorgung §140a SGB V DMP §137f SGB V Ambulante Behandlung im KH §116b SGB V „Doppelttätigkeit" im KH, MVZ Kombinationen: z. B. §140a plus §95 SGB V

KH – Krankenhaus, MVZ – Medizinische Versorgungszentren, VändG - Vertragsarztrechtsänderungsgesetz. Quelle: eigene Darstellung, basierend auf Amelung, 2007, S. 8.

Im Folgenden werden die für die Versorgung der Zielgruppe prinzipiell geeigneten Versorgungsmodelle näher erläutert.

Integrierte Versorgung (IV) gilt als Schlüsselinnovation für eine zukunftsfähige Gestaltung des deutschen Gesundheitssystems (Mühlbacher et al., 2006, S. 9). Die zentralen Merkmale der IV sind eine fach- und bereichsübergreifende Versorgung, Kooperation, Koordination, Kommunikation und der Informationstransfer (vgl. Schreyögg et. al, 2013, S. 106). Im Zentrum der IV steht die stärker an den individuellen Bedürfnissen der Patienten orientierte medizinische Versorgung (vgl. Amelung et al., 2015, S. 352). Kon-. krete Versorgungsangebote werden direkt mit den Kassen verhandelt und als Einzelverträge konzipiert, es gilt Vertragsfreiheit (vgl. Besl, 2011, S. 208, 212). Der Sachverständigungsrat empfahl in seinen Gutachten die Markteintrittsschranken für Leistungsanbieter der IV niedrig zu halten (vgl. SVR, 2003, 6.1.3, 160). Die Umsetzung von IV wird in fast allen entwickelten Ländern angestrebt (vgl. Amelung et al., 2015, S. 352). Mit der Gründung des Innovationsfonds im Jahr 2015, Bündelung selektiver Vertragsformen in dem neu formulierten § 140a SGB V als „Besondere Versorgung" und durch das Versorgungsstärkungsgesetz hat der Gesetzgeber einen erneuten Anlauf zur Stärkung der IV unternommen. Nach Ansicht der Krankenkassen sind Kosteneinsparungen eine mögliche, aber nicht notwendige Folge der IV, dafür besteht in der Regel immer der Vorteil einer verbesserten Kostenkontrolle (vgl. Amelung et al., 2015, 356 ff.).

Das Versorgungsmodell nach dem *Gatekeeping-Prinzip* weist eine hohe Evidenz für niedrigere Gesundheitsausgaben auf und liegt der 2004 durch das GKV-Modernisierungsgesetz eingeführten hausarztzentrierten Versorgung (HzV) zugrunde. Das Gatekeeping-Modell greift nahezu alle kritischen Punkte einer fragmentierten Gesundheitsversorgung auf. Die Behandlung des Versicherten läuft über einen Koordinierungsarzt, der Zugang zu weiterer Behandlung ist mit dem Besuch dieses Arztes verknüpft. Bei Notfällen oder speziellen routinemäßigen Untersuchungen wird dieses Prinzip aufgehoben (vgl. Amelung, 2012, S. 219 f, 228). 2015 nahmen bundesweit weit über 3,7 Mio. Versicherte an der HzV teil, die Tendenz ist steigend (vgl. Pieloth, Heiler, 2015, S. 14). Die Wirksamkeit der HzV wurde 2012 in einer Evaluationsstudie der Universitäten Frankfurt am Main und Heidelberg nachgewiesen. Eine Mehrzahl von Klinikeinweisungen konnte vermieden und die allgemeine Medikamentenlast der Patienten verringert werden. Sinkende Arzneimittelkosten gingen mit einer gestiegenen Patienten- und Arztzufriedenheit einher. Die Studie zeigte, dass die Versorgungsqualität deutlich gesteigert werden konnte. Besonders ältere und chronisch kranke Patienten profitieren vom HzV-Modell (vgl. Bühring, 2014). Die Schwäche des Modells ist die Begrenzung der freien Arztwahl, ohne entsprechende Anreize würde das Konzept flächendeckend nicht durchsetzbar sein (vgl. Amelung, 2012, S. 228 f.).

P4P-Verfahren (Pay for Perfomance) berücksichtigen bei der Vergütung der Leistungserbringer die vorab definierten qualitativen Ziele und deren Erreichungsgrad, indem die Vergütung an das von Versorgern erbrachte, durch Kennzahlen dargestellte

Leistungsniveau gekoppelt ist (vgl. Amelung, 2012, S. 195). Den P4P-Projekte liegt eine qualitätsorientierte Vergütung zugrunde, welche sich auf die externe Motivation richtet und nicht mit den Elementen der internen Motivation wie Professionalismus und ethischen Einstellungen in Konflikt kommen sollte (vgl. SVR 2007, S. 78 f.). P4P-Projekte können gleichzeitig die Verbesserung der Versorgungsqualität fördern und schlechte Qualität sanktionieren, sind aus sozialdatenschutzrechtlicher Sicht unzweifelhaft zulässig und können im Rahmen der bereits existierenden Versorgungsmodelle, z. B. als integrierte Versorgungsverträge oder Selektivverträge, realisiert werden (vgl. Veit et al., 2012, A17/51, A51/51). Für die Wirksamkeit von P4P-Projekten fehlt trotz der langjährigen Praxis eine verlässliche Evidenzbasis, national und international stützen sie sich mehr auf die praktische Erfahrung und Erwartung als auf wissenschaftliche Evidenz (vgl. Veit et al., 2012, B 43/44, C77/77). Anhang 2 verdeutlicht die Kernelemente der IV-, HzV- und P4P-Versorgungsmodelle.

Nach Ansicht von Prof. Amelung können durch den Einsatz geeigneter Organisationsformen und Management-Prinzipien bis zu 20% der Gesundheitsausgaben eingespart und die Qualität der medizinischen Leistungserstellung erhöht werden (vgl. Amelung, 2012, S. 8). Bei der Implementation dieser Versorgungsformen werden vielmehr zahlreiche kleinere Pilotprojekte zur stetigen, bewussten oder unbewussten Systemveränderung führen (vgl. Besl, 2011, S. 205). Die aktive Rolle liegt bei den Krankenkassen und Leistungserbringern als fokussierte Akteure, um die neuen Konzepte zu entwickeln. Viele Projekte scheitern jedoch trotz klarer Strukturen und Vorgaben am fehlenden Management (vgl. Besl, 2011, S. 206, 219).

3.5 Krankheitskostenrechnung

Krankheitskostenrechnungen sind empirische ökonomische Studien, die in der medizinischen und gesundheitsökonomischen Literatur verbreitet sind. Die zentrale Bedeutung der Methode ergibt sich aus der erforderlichen Steigerung der Allokationseffizienz des Gesundheitssystems und wird aufgrund der kontinuierlichen Ausgabensteigerungen bei begrenzten finanziellen Ressourcen im Gesundheitswesen immer wichtiger (vgl. Brüggenjürgen, Willich, 2006, S. 11). Den grundlegenden Schritt bei allen gesundheitsökonomischen Evaluationen bildet die Identifizierung und Messung der direkten, indirekten und psychosozialen Kosten einer bestimmten Krankheit oder aller Krankheiten auf bundesweiter Ebene. Das Ergebnis ist eine Schätzung der Krankheitslast für die Volkswirtschaft und wird i. d. R. in monetären Größen ausgedrückt (vgl. Henke, Martin, 2006, S. 19, 25; Busse, 2006, S. 6). Die gleiche Notwendigkeit besteht bei diagnostischen und therapeutischen Verfahren, organisatorischen Einheiten und Subsystemen, präventiven Maßnahmen. Die mikroökonomische Evaluation der medizinischen Versorgung stellt das am stärksten wachsende Feld der Gesundheitsökonomie dar

(vgl. Busse, 2006, S. 4). Die zu berücksichtigenden Kosten bei der Krankheitskostenrechnung sind in der Tabelle 6 aufgeführt. Bislang gibt es keinen einheitlichen internationalen Konsens für die methodischen Aspekte und den relevanten Interpretations-
spielraum bei der Beurteilung gesundheitsökonomischer Ergebnisse (vgl. Willich, Busse, 2006, S. 1).

Tabelle 6. Krankheitskostenrechnung: zu berücksichtigende Kosten

Kostenart	Kostenpositionen
direkte medizinische Kosten	Verbrauch von materiellen und personellen Ressourcen, ärztliche Behand-lung, Rehabilitation, Pflege, Arzneimittel, Prävention, Investitionen, Kosten nach sektoraler Gliederung ambulant/stationär
direkte nicht-medizinische Kosten	professionelle Langzeitpflege, informelle Unterstützung, persönlicher Zeit-aufwand, Ausgaben der Patienten, der Angehörigen und Versicherungsträ-ger
indirekte Kosten	zukünftig notwendige Therapien, Produktionsverluste durch Arbeitsunfähig-keit oder Tod
psychosoziale Kosten	mögliche volkswirtschaftliche Kosten, die im Zusammenhang mit Krankheit auftreten können, aber keine komplette Arbeitsunfähigkeit oder einen Verlust der Funktionsfähigkeit der nicht erwerbstätigen Bevölkerung verursachen

Quelle: eigene Darstellung, basierend auf Henke, Martin, 2006, S. 19 ff.; Busse, 2006, S. 5.

Die Erfassung und regelmäßige Veröffentlichung der direkten Kosten erfolgt in
Deutschland durch das Statistische Bundesamt. Die Berücksichtigung indirekter Kosten gilt als methodisch kompliziert und ethisch umstritten, eine umfassende Definition
der indirekten Kosten wurde bislang in Krankheitskostenrechnungen nicht durch entsprechende empirische ökonomische Studien festgelegt. Die psychosozialen Kosten
mit ökonomischen Kennziffern darzustellen, ist bisher nicht möglich (vgl. Busse, 2006,
S. 5 ff.; Henke, Martin, 2006, S. 19 f.).

Es gibt keine wissenschaftlich ableitbare Grenze, ab der eine Maßnahme als „kosteneffektiv" oder „nicht kosteneffektiv" gilt, für die Bewertung ist ein Vergleich zwischen zwei
oder mehr Alternativen notwendig (vgl. Busse, 2006, S. 5). Die Untersuchungen, die
nur die Wirksamkeit ohne Vergleich oder nur einen Kostenaspekt betrachten, gelten als
partielle Evaluationen und können die Frage nach der Kosteneffektivität nicht beantworten. So sind z. B. aus Sicht der gesetzlichen Krankenversicherung nur die ihnen
entstandenen Kosten relevant, die gesamtgesellschaftliche Perspektive berücksichtigt
dabei die Kosten anderer Akteure (vgl. Busse, 2006, S. 4 f., 7). Oft werden die negativen Nutzeneffekte, die nicht nur monetäre Kosten, sondern auch emotionale und soziale Belastungen der Betroffenen verursachen, übersehen (vgl. Schwartz, Dörning, 1992,
S.189). Insgesamt kann festgehalten werden, dass Krankheitskostenrechnungen stets
die gesamtgesellschaftliche Perspektive berücksichtigen und die Projektionen von Kosten in die Zukunft enthalten (vgl. Busse, 2006, S. 7; Henke, Martin, 2006, S. 21).

3.6 Standardisierte Befragung: Grundlagen und verwendete Methodik

Die empirische Untersuchung des Forschungsthemas erfolgte in Form einer standardisierten schriftlichen Befragung mithilfe eines von der Verfasserin entwickelten Fragenbogens. Die Stichprobe umfasste drei Fokusgruppen: gesetzliche Betreuer, Heim-/Pflegeleitungen der Behinderteneinrichtungen und die an der Versorgung der Zielgruppe regelmäßig beteiligten Fachärzte.

Die Befragung stellt eine am häufigsten angewandte Methode der Datenerhebung dar, gilt als „Königsweg" der empirischen Sozialforschung und wird sowohl in der „quantitativen" als auch in der „qualitativen" Forschung angewendet (vgl. Reinecke, 2014, S.601 f.; Ludwig-Mayerhofer, S. 2). Es existieren quantitative und qualitative Formen der Befragung. Beide Verfahren können nicht nur parallel oder als Konkurrenten ihren Einsatz finden, sondern sollten sich vielmehr bedingen und ergänzen. Mit Hilfe dieses Methodenmixes können die komplexen Sachverhalte mit multifaktoriellen Ursachen evaluiert und nachgezeichnet werden (vgl. Dag, 2002). Die Befragung in Form eines standardisierten Fragebogens ist die am häufigsten angewandte Erhebungsmethode quantitativer Sozialforschung. Die Standardisierung umfasst den Festlegungsgrad des Fragetextes, die Antwortkategorien und die Reihenfolge. Die Verwendung von standardisierten Fragen gewährleistet einen hohen Grad an Objektivität und stellt eine Voraussetzung für die Verlässlichkeit und Validität der Messungen dar. Dabei wird innerhalb der quantitativen Forschung eine möglichst hohe Standardisierung angestrebt (vgl. Reinecke, 2014, S. 601 f., 612; Dag, 2002). Insbesondere dort, wo die Experten als Lieferanten von Daten und Fakten angesprochen werden, die nirgendwo sonst in Erfahrung zu bringen sind, bietet sich eine teilstandardisierte Expertenbefragung anstatt eines offenen Experteninterviews (vgl. Meuser, Nagel, 1991, 448 f.).

Die in dieser Arbeit durchgeführte Befragung stützt sich auf die Methode Mixed Methods, einem Methodenmix aus quantitativen und qualitativen Methoden, und auf die Anwendung der Datentriangulation. Der Mixed Methods-Ansatz findet in den verschiedensten Forschungsfeldern der empirischen Sozialforschung Einsatz und ermöglicht eine stärkere Fokussierung auf der Forschungsfrage, die zum entscheidenden Kriterium der Wahl der Methoden gemacht wird (vgl. Kelle, 2014, S. 153; Kuckartz, 2014, S. 156). Der Trend zum Mixed-Methods lässt sich besonders intensiv in der Evaluationsforschung erkennen. Nur Zahlen zu berichten, greift im Evaluationsfeld meist zu kurz, ebenso wie die Beschränkung auf die verbalen Äußerungen in einer qualitativen Evaluationsstudie. Die Einziehung von verschiedenen Stakeholdern und die vielfältigen Aspekte des zu evaluierenden Themas legen ein solches Design häufig nahe. Das weitere Motiv für die Kombination der Methoden ist eine gegenseitige Validierung der Untersuchungsergebnisse im Sinne eines Triangulationsdesigns (vgl. Kuckartz, 2014, S. 52 f., 76, 95).

Dem Befragungsdesign liegt das transformative parallele Design zugrunde, das eine nicht-sequenzielle Designform des Mix-Methods darstellt. Bei dieser Form des Mix-Methods spielt der theoretische Rahmen die entscheidende Rolle, die Erhebungen sind als parallele Triangulationsstrategie angeordnet (vgl. Kuckartz, 2014, S. 68). Hinsichtlich des relativen Stellenwerts der qualitativen und quantitativen Methoden in einem Mixed Methods-Design werden in der methodischen Literatur unterschiedliche Positionen vertreten. Unterschieden wird zwischen Designs mit einem gleichgewichtigen Status beider Methodenansätze und Designs, bei denen einer der Ansätze dominant ist und für die Ergänzung der jeweils andere methodische Ansatz eingesetzt wird (vgl. Kelle, 2014, S. 160). Die Mixed Methods-Community vertritt die pragmatische Orientierung: für die Auswahl eines Designs soll die Funktion des jeweiligen Ansatzes zur Bearbeitung eines Untersuchungsgegenstands und zur Beantwortung einer bestimmten Forschungsfrage entscheidend sein (vgl. Kelle, 2014, S. 162). Ferner bietet Mix Methods innovative Impulse für die Entwicklung von Forschungsmethoden an (vgl. Kelle, 2014, S. 164). Als Anwendungsbeispiele kann auf die 2002 und 2015 publizierten empirischen Studien zur Versorgung der Zielgruppe verwiesen werden, die bei der Forschungskonzeption qualitative und quantitative Methoden kombinierten (vgl. Schäfer-Walkmann et al., 2015, S. 19; Abendroth et al., 2002, S. 12 f.).

Der Begriff „Triangulation" wird in der qualitativen Sozialforschung für die Verbindung mehrerer Analysegänge verwendet und bedeutet die Einbeziehung einer zweiten oder mehrerer Perspektiven. Nach Denzin, der den Begriff geprägt und systematisiert hat, kann die Triangulation auf verschiedenen Ebenen stattfinden. Herangezogen werden können verschiedene Datenquellen, Untersuchungsgruppen oder theoretische Ansätze. Bei der *data triangulation,* oder Datentriangulation, werden verschiedene Daten unter einer gemeinsamen Fragestellung miteinander in Verbindung gesetzt oder verschiedene Datenquellen kombiniert (vgl. Denzin, 1978, S. 291 ff.). In diesem Fall ist eine Quotenauswahl der Stichproben besser geeignet als eine Zufallsauswahl, da hierdurch eine gleichmäßige Größe der Zellen des Designs garantiert wird (vgl. Kuckartz, 2014, S. 80). Bei *methodological triangulation* werden verschiedene Methoden mit nicht-identischen Schwächen kombiniert (vgl. Denzin, 1978, S. 291 ff.). Zu weiteren Formen der Triangulation wird auf die weiterführende Literatur verwiesen.[7] Durch Triangulation wird versucht, für die Fragestellung unterschiedliche Lösungswege zu finden und Ergebnisse zu vergleichen. Die Qualität der Forschung wird dadurch verbessert und das Vertrauen in die Validität der Resultate erhöht. Das Ziel dabei ist, nicht

---

[7] z. B. *investigator triangulation, theory triangulation,* s. Mayring, P. (2002). Qualitative Sozialforschung. Beltz Verlagsgruppe, Weinheim.

eine völlige Übereinstimmung zu erreichen, sondern mehrere Perspektiven zu vergleichen. Stärken und Schwächen der jeweiligen Analysewege können aufgezeigt und zu einem kaleidoskopartigen Gesamtbild zusammengeführt werden (vgl. Mayring, 2002, S. 147 f.). Für den Umgang mit triangulierbaren Befunden existieren weder Standards noch Kriterien zur Beurteilung der Validität der Ergebnisse (vgl. Petrucci, Wirtz, 2007).

Die von der Verfasserin durchgeführte Befragung zielt auf die Problemexploration im Forschungsfeld. Aufgrund fehlender anerkannter standardisierter Befragungsinstrumente wurden die Beurteilungskriterien von der Verfasserin anhand des Studiums von Literaturquellen, Expertenmeinungen und der Eigenbeobachtung ausgewählt. Bei der Zusammenstellung der Zielgruppe wurde besonders darauf geachtet, dass die Befragungsteilnehmer eine einschlägige Erfahrung haben. Aufgrund der Strukturmerkmale der Befragungsteilnehmer, die in Kapitel 4.3 erläutert werden, können sie größtenteils als Experten betrachtet werden. Nach Meuser und Nagel sind Experte die Personen, die über besonderes Wissen zu einem bestimmten Sachverhalt verfügen oder aufgrund langjähriger Erfahrung ihre Wahrnehmungs- und Handlungsfähigkeiten einem bestimmten Problembereich angepasst haben und selbst Teil des Handlungsfeldes sind, das den Forschungsgegenstand ausmacht (vgl. Meuser, Nagel, 1991, S.443). Sie sind für den Entwurf, die Implementierung und die Kontrolle einer Problemlösung verantwortlich und verfügen über einen privilegierten Zugang zu Informationen hinsichtlich Personengruppen und Entscheidungsprozesse. Die „Insider"-Erfahrungen der Experten ermöglichen eine privilegierte Problemsicht und sind dabei von zentraler Bedeutung (vgl. Liebold, Trinczek, 2009, S. 34 f., 53).

Der standardisierte Fragebogen wurde von der Verf. in Anlehnung an den ZAP-Fragebogen der Kassenärztlichen Bundesvereinigung (KBV) in drei Versionen für jeweilige Fokusgruppe entwickelt (das Original s. KBV, 2016; Bitzer et al., 2002). Der inhaltliche und strukturelle Aufbau des Fragebogens erfolgte unter Beachtung der Grundlagen der Fragebogenkonstruktion und Frageformulierungen.[8] Die Fragebogenkonstruktion wird in Kapitel 4.3 erläutert. Die Befragung zielt darauf, bei Befragungsteilnehmern ihre persönliche Einschätzung und Zufriedenheit mit der Versorgungsqualität der Zielgruppe zu erheben. An dieser Stelle soll erwähnt werden, dass der Begriff „Zufriedenheit" verschiedene Arten der Zufriedenheit beinhaltet und als eine emotionale Reaktion auf das Ergebnis eines kognitiven Soll/Ist-Vergleichs definiert wird. Dieser Vergleich hat entweder eine Bestätigung oder eine Nichtbestätigung als Ergebnis, woraus sich der Zufriedenheitsgrad ergibt. Abhängig von der Erwartungshaltung wird es zwischen der progressiven, stabilisierenden und resignativen Zufriedenheit unterschie-

---

[8] In: Porst, 2014; Franzen, 2014; Reuband, 2014; Kirchhoff et al., 2010; Bühner, 2011; Bitzer et al., 2002 (siehe Literaturverzeichnis).

den (vgl. Bruggemann, 1974, S. 281 ff.). Bei der Konstruktion von Fragebögen für die Zufriedenheitsuntersuchungen wurde bisher kein Bezug auf die unterschiedlichen Arten der Zufriedenheit genommen (vgl. Neugebauer, Porst, 2001, S.3). Die Erläuterung der klassischen Gütekriterien eines Fragebogens würde den Rahmen dieser Arbeit sprengen und kann der weiterführenden Literatur entnommen werden.

Eine Befragung mithilfe eines standardisierten Fragebogens stellt eine quantitative Form der Sozialforschung dar (vgl. Dag, 2002). Bei der quantitativen Datenauswertung werden zwei Arten der Statistik unterschieden. Die *deskriptive* Statistik umfasst alle Verfahren, die durch die Beschreibung von Daten einer Grundgesamtheit Informationen gewinnen lassen, und beschränkt sich auf die zusammenfassende Darstellung von Daten. Die *induktive* Statistik untersucht, inwiefern sich die Ergebnisse der Stichprobe auf die Grundgesamtheit verallgemeinern lassen. Verallgemeinerbares Wissen entsteht dann, wenn die Informationen der deskriptiven Statistik mit Hilfe von Auswertungsverfahren der induktiven Statistik analysiert und alle dafür benötigten Anwendungsvoraussetzungen erfüllt werden (vgl. Blasius, Baur, 2014, S. 998; Cleff, 2011, S. 4 f.). In Abhängigkeit von betrachtenden Variablen unterscheidet man uni-, bi- und multivariaten Verfahren. Die univariate Statistik betrachtet die einzelnen Variablen und wird in Form von Häufigkeitsverteilungen in Tabellen und Graphiken dargestellt. Bei den bivariaten Verfahren werden zwei Variablen in Abhängigkeit zueinander gesetzt. Die multivariate Statistik verarbeitet drei und mehr Variablen (vgl. Blasius, Baur, 2014, S. 998; Kuckartz, 2014, S. 107 f.). Bei der Korrelationsanalyse wird die Stärke des Zusammenhangs untersucht. Zur Messung der Korrelation existieren zahlreiche Verfahren. Für ordinalskalierte Variablen, die im Fragebogen angewendet wurden, wird oft der Rangkorrelationskoeffizient nach Spearman berechnet, der ermittelt, wie ausgeprägt der Einfluss des einen Merkmals auf das andere Merkmal ist. Der Rangkorrelationskoeffizient nach Spearman lässt sich für beliebige Zusammenhänge von zwei Variablen berechnen (vgl. Bourier, 2014, S. 207; Kuckartz et al., 2013, S. 217). Diese Methode wird für die Untersuchung der Zusammenhänge bei der Analyse der Befragungsdaten angewendet. Die statistische Analyse von quantitativen Daten erfolgt i. d. R. mittels statistischer Computerprogramme. Für die zweidimensionale und bei einer geringen Anzahl von Merkmalswerten für die dreidimensionale Häufigkeitsverteilung ist eine überschaubare tabellarische Darstellung möglich (vgl. Bourier, 2014, S. 41).

Für die Verallgemeinerung der Ergebnisse sollen die Anwendungsvoraussetzungen erfüllt werden. Diese beinhalten u. a. eine Mindestgröße der Stichprobe, die von der Forschungsfrage abhängt und speziellen Tabellen entnommen werden kann (vgl. Blasius, Baur, 2014, S. 1002 f.). Bei qualitativer Sozialforschung gibt es für die Stichprobengröße keine eindeutigen Festlegungen, für die Stichprobengröße ist die Datenqualität wichtig. Dabei sind große Stichproben nicht erforderlich, da sich ab einem bestimmten Grad nur redundante Informationen finden. Theoretische Generalisierung und dichte Beschreibung stellen bei qualitativer Sozialforschung zwei Möglichkeiten der Verallgemeinerung dar (vgl. Akremi, 2014, S. 277 ff.). Die Übersicht der einbezogenen methodischen Literatur zur Befragungsmethodik findet sich im Anhang 3.

Abschließend kann festgehalten werden, dass sich die Wahl einer passenden Forschungsmethode vor allem an der Fragestellung, dem untersuchten Gegenstandsbereich und den inhaltlich-theoretischen Vorannahmen der Forschenden zu orientieren hat (vgl. Kelle, 2014, S. 164). Bei spezifischen Fragestellungen ermöglichen der Methodenmix und Datentriangulation einen Forschungsgewinn durch die Multiperspektivität der Untersuchung. Die durchgeführte standardisierte Befragung ist als eine Expertenbefragung auf die Generierung bereichsspezifischer Aussagen angelegt und für die Analyse dieser Ebene adäquat. Die Befragung nur einer Fokusgruppe würde zu kurz greifen. Außerdem kann durch die Datentriangulation vermieden werden, dass zufällig und unbeabsichtigt die Sichtweise nur einer Interessengruppe repräsentiert wird.

Im Folgenden werden die bei der durchgeführten Befragung angewendeten Auswertungsverfahren erläutert.

3.7 Auswertung von Befragungsdaten

Für die Auswertung des standardisierten Teiles der Fragebögen wurden Methoden der deskriptiven Statistik angewandt. Die quantitative Auswertung der Daten beinhaltete Häufigkeitsauswertungen mit der Darstellung des Datensatzes mit absoluten und relativen Häufigkeiten in einfachen und Kreuztabellen sowie in graphischer Form. Für die Teilbereiche, die zur Beantwortung der Forschungsfrage relevant sind, wurden zusätzliche Tabellen erstellt, die die Antworten bestimmter Fokus- und Subgruppen darstellten. Zur Überprüfung der Zusammenhänge zwischen den einzelnen Variablen mit zentralem Bezug zum Forschungsthema wurden Korrelationsanalysen mittels der Bestimmung des Rangkorrelationskoeffizientes nach Spearman durchgeführt.

Der Prozess der Datenanalyse umfasste drei grundlegenden Schritte: Datenreduktion, Datendarstellung, Schlussfolgerungen (vgl. Kuckartz, 2014, S. 99 f). Die Auswahl der Einzelindikatoren im Rahmen der Datenreduktion fokussierte sich auf die Fragestellungen, die für die Beantwortung der Forschungsfrage und die Prüfung der Thesen von zentraler Bedeutung sind. Zu jeder ausgewerteten Frage wurde eine Häufigkeitstabelle mit absoluten und Prozentzahlen erstellt, die ausweist, wie die Frage von der gesamten Stichprobe und den Fokusgruppen beantwortet wurde. Die zentralen Ergebnisse wurden zusätzlich graphisch aufbereitet. Auf der Bildung eines additiven Indexes wurde aufgrund einer sehr starken Vereinfachung der Realität verzichtet, da sehr unterschiedliche Angaben zu dem gleichen Indexwert führen würden (vgl. Baur, 2014, S.

1055 f.). Die Verfahrensschritte des Auswertungsprozesses sind in der Tabelle 7 aufgeführt und schematisch auch im Anhang 4 abgebildet, Beachtung fanden dabei die Grundlagen der Auswertung der Fragebögen.[9]

Tabelle 7. Datenauswertung: Vorgehensschritte

Verfahrensschritte	Vorgehen
1. Datenaufbereitung	Nummerierung der Fragebögen, Codierung der Fragen und Antworten, Erstellung eines Codebuches, Regelung des Umgangs mit Missings
2. Operationalisierung der Daten	Auswahl der Einzelindikatoren[10] im Rahmen der Datenreduktion
3. Datenerfassung	Eingabe der verkodeten Daten in einer Datenmaske, Dokumentation im Codebuch, Datenüberprüfung
4. Grundauswertung der quantitativen Daten	Häufigkeitsverteilung insgesamt und in Fokusgruppen, bei stark divergierenden Ergebnissen auch innerhalb einer Fokusgruppe
5. Datendarstellung	Visualisierung in Tabellen mit absoluten und Prozentzahlen unter Zuordnung zu Fragen und Themenblöcken, Untertabellen für relevante Teilbereiche, Darstellung des Datenmaterials in Graphiken und Diagrammen
6. Dateninterpretation	Analyse der Daten, Vergleich der Gruppenergebnisse, Identifizierung und Analyse der möglichen Zusammenhänge unterschiedlicher Kategorien und Variablen mithilfe des Rangkorrelationskoeffizientes nach Spearman
7. Auswertung der qualitativen Daten	quantitative Inhaltsanalyse der freien Äußerungen
8. Integration der Daten	Zusammenfügen von Resultaten und Kontrastieren von Befunden, korrespondierende Darstellung der Ergebnisse in einer Tabelle und in Graphiken, integrative Analyse (vgl. Kuckartz, 2014, S. 114)
9. Schlussfolgerungen	Bewertung der Resultate auf dem Hintergrund des aktuellen Forschungsstands und der Studienlage

Quelle: eigene Darstellung, basierend auf Kirchhoff et al., 2010; Bortz, Döring, 2006.

Aufgrund der Art des erhobenen Datenmaterials erfolgte die statistische Grundauswertung der Daten manuell. Die Auswertung basierte auf der Ermittlung einfacher statistischer Kennwerte der deskriptiven Statistik. Da die erforderliche Mindestgröße der Stichprobe als eine notwendige Anwendungsvoraussetzung für statistische Standardverfahren nicht erfüllt wurde, wurden weitere statistische Analyseverfahren nicht durchgeführt, da sie zu fehlerhaften Ergebnissen führen würden (vgl. Blasius, Baur, 2014, S. 1002 f.).

Um die Untersuchungsergebnisse möglichst präzise zu erfassen, wurde vor Beginn der Datenauswertung ein Umgang mit den Missings festgelegt. Als Missing werden fehlen-

---

[9] In: Kirchhoff, S., Kuhnt, S., Lipp, P., Schlawin, S. (2010). Der Fragebogen. Datenbasis, Konstruktion und Auswertung. 5. Aufl., VS Verlag für Sozialwissenschaften, Springer Fachmedien Wiesbaden; Bortz, J., Döring, N. (2006). Forschungsmethoden und Evaluation für Human- und Sozialwissenschaftler. 4. Aufl., Springer Medizin Verlag Heidelberg.

[10] Indikatoren sind Anzeiger für Sachverhalte (vgl. Burzan, 2014, S. 1029, 1034; Latcheva, Davidov, 2014, S. 750).

de Antworten in den ausgefüllten Fragebögen bezeichnet. Eine der häufigsten von verschiedenen Strategien beim Umgang mit Missing besteht darin, diese in die Berechnung der Prozentwerte einzubeziehen und auszuweisen. Diese Variante führt dazu, dass die Prozentwerte kleiner werden. Dieser Nachteil lässt sich umgehen, wenn man nur die verfügbaren Werte verwendet und die fehlenden Antworten nicht in die Prozentberechnung mit einbezieht. Die Korrelationen bleiben auf verschiedene Weise schätzbar, wichtige Informationen können jedoch verloren gehen (vgl. Spieß, 2008, S.13 f.; Kirchhoff et al., 2010, S. 49 f.). Für die Auswertung von Befragungsdaten hat die Verfasserin in Anlehnung an Kirchhoff et al. für das folgende Vorgehen entschieden: Missings wurden ausgewiesen, wenn ihr Anteil über 10%-Grenze liegt (vgl. Kirchhoff et al., 2010, S. 50). Konkret bedeutet das mehr als eine fehlende Antwort für alle Antworten und Nicht-Antworten für die untersuchte Variable in jeder Fokusgruppe.

Die Auswertung der freien Äußerungen in einem freigelassenen Textfeld stützte sich auf die Methode der quantitativen Inhaltsanalyse. Dieser Methode liegt die Annahme zugrunde, dass qualitative Methoden der Datenerhebung mit quantitativen Methoden der Datenauswertung im Rahmen des Mix Methods kombiniert werden können (vgl. Kelle, 2014, S. 159). Das Wortmaterial wird hinsichtlich bestimmter Aspekte oder Merkmale quantifiziert und zu übergreifenden Kategorien zugeordnet, die jeweils einen bedeutenden Aspekt des Untersuchungsgegenstandes repräsentieren, mit der Forschungsfrage korrespondieren und voneinander getrennt sind (vgl. Züll, Menold, 2014, S. 716). Die Häufigkeiten in den einzelnen Kategorien geben Auskunft über die Merkmalsausprägungen des untersuchten Textes (vgl. Bortz, Döhring, 2006, S. 149). Anschließend erfolgt die Darstellung der Daten in einer Rangliste, Interpretation der Resultate und am Ende die Integration der quantitativen und qualitativen Ergebnisse.

Da die Befragung vornehmlich als Problemexploration angelegt war und die Mindestgröße der Stichprobe für eine Verallgemeinerung der Ergebnisse nach Kriterien der quantitativen Sozialforschung nicht erreicht wurde, kann auf eine strenge Prüfung der Kriterien der Reliabilität und Validität verzichtet werden.

In dem folgenden Praxisteil der Thesis werden die Literaturdaten zu DRG-Anreizwirkungen, medizinischer Versorgung der Zielgruppe und die Ergebnisse der durchgeführten Befragung dargelegt.

4 DRG-Anreizwirkungen auf die medizinische Versorgung von Erwachsenen mit gMB

Das Kapitel 4.1 befasst sich mit den aktuellen theoretischen und empirischen Erkenntnissen zu DRG-Anreizwirkungen auf das Verhalten der Krankenhäuser und die Patientenversorgung im Allgemeinen. In Kapiteln 4.2 und 4.3 richtet sich der Fokus der Untersuchung auf die Zielgruppe.

4.1 Anreizwirkungen des DRG-Systems

Die wissenschaftlichen Publikationen und empirischen Daten zu DRG-Anreizwirkungen zeigen kein einheitliches Bild. Der Grund liegt darin, dass die aktuelle Situation der Krankenhäuser durch verschiedene, teilweise gegenläufige Teilentwicklungen geprägt ist, die sowohl einen beabsichtigten als auch unerwünschten Charakter haben. Das erklärt die große Spannweite der Bewertungen der DRG-attributablen Effekte (vgl. Braun, 2014, S. 92). Da die Anreize des DRG-System nicht nur den Krankenhaussektor betreffen, sondern sich auf die angrenzenden Bereiche auswirken, werden sie aus Übersichtlichkeitsgründen in den folgenden Unterkapiteln separat erläutert. Nachstehend werden die DRG-Anreizwirkungen auf der Krankenhausebene dargelegt.

4.1.1 Krankenhausebene

Um ihre Existenz unter DRG-Rahmenbedingungen zu sichern, müssen Krankenhäuser ihre Kosten und Erlöse ausgleichen. Daraus ergibt sich für sie der Anreiz, ihre Kosten zu reduzieren und Erlöse zu steigern (vgl. Thomas et al., 2013, S. 241). Die wirtschaftliche, kostenorientierte Mittelverwendung bewirkte die notwendigen Veränderungen der Verweildauer, Stärkung von Transparenz und Verbesserung der Wirtschaftlichkeit der Leistungserbringung, die sich positiv entwickelt haben (vgl. Glaeske, 2009, S. 16). Gleichzeitig kann der Anreiz zur Kostenreduktion die Patientenversorgung in verschiedener Weise beeinflussen. Die statistischen Daten bestätigen die *Mengenausweitung* als einen der zentralen Anreize der DRGs, die direkt mit Erlös- und kostenorientierten Effekten verbunden ist (Reifferscheid et al., 2013, S.10 ff.). Eine zunehmende wirtschaftliche Orientierung der Krankenhäuser belegte Prof. Busse durch die Untersuchung der Dynamik der stationären Fallzahlen. Ein besonders hoher Zuwachs zeigte sich bei den Fallzahlen mit einer Verweildauer kürzer als 6 Tage zwischen 7 bis 15 Uhr von Montag bis Freitag (vgl. Busse, 2015, S. 9, 11). Die Fallzahlsteigerung lässt keinen Zusammenhang mit demographischen Entwicklungen nachweisen und ist durch Nachfragefaktoren nur zu einem geringen Teil erklärbar (vgl. Busse, 2015, S. 27 ff., 35; GKV-Spitzenverband, 2015, S. 36). In der Tabelle 8 sind die tatsächlich eingetretenen und systemimmanenten DRG-Anreizwirkungen mit den aktuellen statistischen und empirischen Daten zusammengefasst.

Tabelle 8. DRG-Anreizwirkungen: Krankenhausebene

DRG-Anreizwirkungen
1. Fallzahlsteigerung ggf. Mengenausweitung (vgl. Reifferscheid et al., 2013, S.10 f.)
- Zuwachs von +7,3% bei den Fallzahlen von 2006 bis 2014 (vgl. Bitzer et al., 2015, S. 10) - Anstieg der vollstationären Fallzahlen zwischen 2007 und 2012 von 17,2 Mio. auf 18,6 Mio. (+ 8,4%), besonders bei Fallzahlen mit einer Verweildauer kürzer als 6 Tage. Der Anstieg ist durch Nachfragefaktoren nur zum geringen Teil erklärbar (vgl. Busse, 2015, S. 9, 11, 27 ff., 35; GKV-Spitzenverband, 2015, S. 36) - Deutschland liegt mit absoluten Fallzahlen pro 100 Einwohner im internationalen Vergleich an der Spitzenposition (vgl. GKV- Spitzenverband, 2015, S. 36)
2. Verweildauerkürzung pro Fall (vgl. Thomas et al., 2013, S. 242)
- Verringerung der durchschnittlichen Verweildauer von 2006 bis 2014 von 8,7 auf 7,7 Tage ggf. um -12% (vgl. Bitzer et al., 2015, S. 10) [11]
3. Geringere Inanspruchnahme von diagnostischen Leistungen (vgl. Vogd, 2014, S. 248)

bestätigt	*nicht bestätigt*
keine überflüssige Diagnostik bis zum Verzicht auf sinnvolle Zusatzdiagnostik zur Absicherung der Entscheidungen (vgl. Braun et al., 2010a, S. 236)	unter dem Primat kurzer Liegezeiten werden unterschiedliche Untersuchungen gleichzeitig angefahren, ohne das Ergebnis abgewartet wird (vgl. Vogd, 2014, S. 249)

4. Fallsplitting, Upcoding, Rightcoding [12] zur Erhöhung der abrechnungsfähigen Fallpauschale (vgl. Thomas et al., 2013, S. 242; Reiferscheid et al., 2013, S. 10 ff.)	
- sowohl das Fallsplitting als auch Upcoding finden in der Praxis statt (vgl. Vogd, 2014, S. 242, 249, 253).	- ein sinkender Anteil der Rehospitalisierungsraten spricht dagegen (vgl. Hilgers, 2011, S. 138) - keine eindeutigen Erkenntnisse liegen vor (vgl. Reifferscheid et al., 2013, S. 14).

5. Aufbau der profitablen Leistungsbereiche (vgl. Thomas et al., 2013, S. 242)	
- 85% der Krankenhäuser haben eine Strategie entwickelt, der Soll-Wert ist 100%, da Krankenhäuser mit einer strategischen Planung wirtschaftlich erfolgreicher sind (vgl. Schlenker, 2016, zit. n. Osterloh, 2016, S. 588)	- für den Aufbau der profitablen Leistungsbereiche liegen keine Belege vor (vgl. Reifferscheid et al., 2013, S. 13)

6. Verstärkte Patientenselektion bzw. Risikoselektion (vgl. Reifferscheid et al., 2013, S. 11)	
- die Risikoselektion chronisch kranker, behinderter und multimorbider Patienten kann nicht ausgeschlossen werden (vgl. Amelung, 2012, S. 191)	- keine Belege für eine gezielte Patientenselektion (vgl. Sens, 2009, S. 550)

7. Arbeitsverdichtung, Beschleunigung und Standardisierung der Prozesse (vgl. Roeder, Franz, 2014, S. 26, 30)
erhebliche Arbeitsverdichtung und Beschleunigung beeinflussen alle Prozesse innerhalb der Gesamtbehandlung (vgl. Roeder, Franz, 2014, S. 26, 30).

8. Relevante Abnahme der Pflegekräfte mit der Verschlechterung der Pflegeversorgung durch die DRG-Einführung (vgl. Braun, 2014, S. 110)	
- der Stellenabbau im Pflegebereich hat zu Verschlechterungen der Arbeitsbedingungen geführt, es wird gegen die Kriterien der Versorgungsqualität verstoßen, verbesserungswürdige Grundpflege in 22 % der Fälle (vgl. Braun et al., 2010b, S. 5, 16 ff.)	- die veränderten Arbeitsbedingungen im Pflegebereich sind auf eine nicht-konsequente Umsetzung der Prozessorientierung zurückzuführen (vgl. Sens, 2009, S. 550)

---

[11] BARMER GEK, 2015.

[12] bei Upcoding und Rightcoding handelt es sich um die erlösoptimierenden Kodierungsweisen.

Fortsetzung Tabelle 8 auf Seite 31

DRG-Anreizwirkungen
9. Steigerung der Versorgungsqualität (vgl. Thomas et al., 2013, S. 242, Reifferscheid, et al., 2013, S. 11)

keine oder positive Veränderungen	negative Veränderungen
- keine Hinweise auf eine Verschlechterung der Patientenzufriedenheit (vgl. InEK, 2013, S. VIII, XVII f.) - im Wesentlichen gleich bleibend, die Erwartungen des BMG auf eine mittelfristige Qualitätssteigerung wurden nicht erreicht (vgl. Sens, 2009, S. 551) - durch die Spezialisierung und Leistungskonzentration in spezialisierten Zentren steigt die Versorgungsqualität weiter (vgl. Roeder, Franz, 2014, S. 27, 30 f.) - keine Hinweise für negative Veränderungen der Qualität „in der erwarteten Breite und Intensität" (vgl. Braun, 2010c, S.6)	- mögliche Verminderung der Qualität durch zu frühe Entlassungen, das Unterlassen notwendiger Therapien (vgl. Amelung, 2012, S. 191) - der Behandlungsumfang wird durch die soziale Stellung des Patienten mitbestimmt (vgl. Vogd, 2014, S.253), der Versorgungsbedarf weniger durchsetzungsfähiger Patientengruppen bleibt unentdeckt (vgl. Braun et al., 2010a, S. 231 f.) - multimorbide Patienten sind „Versorgungsqualität-Verlierer", z. T. gegenläufige Entwicklung durch die Kooperationsverschlechterung mit nachstationären Versorgern (vgl. Braun et al., 2010c, S. 6 f.)

10. Leistungsverlagerung auf andere Akteure (vgl. Reifferscheid et al., 2013, S. 11)

bestätigt	nicht bestätigt
- Zuwachsraten bei Entlassungen in die stationären Pflegeeinrichtungen von 2001 bis 2008 insgesamt um 9,5% mit jährlicher Steigerung (vgl. Hilgers, 2011, S. 113) - Anstieg von Patienten in einem schlechteren Zustand bei der Aufnahme in die Rehakliniken, Steigerung des Behandlungsaufwands zur Erreichung der Reha-Ziele (vgl. Eiff, Schüring, 2011, S. 1165)	- anhand der Ausgabenentwicklung in der Häuslichen Krankenpflege liegen keine Hinweise auf die DRG- bedingten Verlagerungseffekte vor (vgl. InEK, 2013, S. XVI, 472).

11. Rationierung und Priorisierung der Leistungen
- die Spannbreite der rationierten Tätigkeiten im Pflegebereich liegt zwischen 82 % bei „Zeit und Zuwendung für Patientengespräche" und 15 % bei „Behandlungen und Prozeduren". Im Schnitt werden 4,7 von 13 Pflegetätigkeiten rationiert, Pflegekräfte priorisieren bei Rationalisierungsentscheidungen (vgl. Zander et al., 2014, S. 727) - ca. 47% der befragten Chefärzte, über 75% der Ärzte bestätigten das Vorenthalten oder Ersetzen der nützlichen Maßnahmen durch kostengünstigere Alternativen. Zwischen den Fachbereichen und Trägerformen bestehen kaum Unterschiede (vgl. Reifferscheid et al., 2015a, S. 129 f., 134; Strech, 2014, S. 18). Keine Beschränkung der Priorisierung auf Hochkostenbereiche, Ärzte sowie Pflegekräfte rationieren und priorisieren (vgl. Braun et al., 2010a, S. 16, 181; Braun et al., 2010b, S. 15, 26 f.)

12. Verschlechterung des Informationsflusses
- generelle Verschlechterung des Informationsflusses und der formellen Kommunikationsstrukturen aufgrund von Zeitmangel durch die Verweildauerkürzung, Existenz der Schnittstellenproblematik „ambulant – stationär" in unbekanntem Ausmaß, (vgl. Braun et al., 2010a, S. 20 f., 227 ff.) - Verschärfung der Schnittstellenproblematik ambulant-stationär (vgl. Thomas et al., 2014, S.15), die Überleitungs- und Schnittstellenprobleme bestanden seit langem, sind bei zunehmend kürzerer Verweildauer offenkundiger geworden (vgl. Sens, 2009, S. 551).

Quelle: eigene Darstellung, basierend auf den Quellen im Tabellentext.

Da die Verkürzung der Verweildauer die Belegung verringert, versuchen die Krankenhäuser, die Fallzahlen, insbesondere mit einer kurzen Verweildauer, zu erhöhen, um ihre hohen Fixkosten zu decken (vgl. Amelung, 2012, S. 191). Bei der Entwicklung von

Fallzahlen zeigt sich der Aufwärtstrend ununterbrochen (vgl. Bitzer et al., 2015, S. 10; Busse, 2015, S. 35). Wie aus der Tabelle 8 ersichtlich ist, vertreten die Forscher zu einigen DRG-Anreizwirkungen z. T. stark abweichende Auffassungen. So liegen zur Entwicklung der *Inanspruchnahme von diagnostischen Leistungen* und zum Kodierungsverhalten der Krankenhäuser kontroverse empirische Daten vor. Da es nicht rentabel ist, mehrere Eingriffe im Rahmen eines stationären Aufenthaltes durchzuführen, haben Krankenhäuser die Möglichkeit, durch ein *Fallsplitting* die Fallzahlen zu erhöhen. Durch *Upcoding* und *Rightcoding*[13] kann die Vergütungspauschale erhöht werden (vgl. Thomas et al., 2013, S. 242; Reiferscheid et al., 2013, S. 10 ff.). Hierfür liegen nach der Auffassung von Reifferscheid et al. keine eindeutigen Erkenntnisse vor (vgl. Reifferscheid et al., 2013, S. 14). Dieser Position wiederspricht Vogd, der die ärztlichen Handlungsorientierungen unter DRG-Bedingungen in einer qualitativen Längsschnittstudie untersuchte. Demnach findet sowohl das Fallsplitting als auch Upcoding in der Praxis durchaus statt (vgl. Vogd, 2014, S. 242, 249, 253).

Der *Aufbau der profitablen Leistungsbereiche* ermöglicht es den Krankenhäusern, die Erlöse zu erhöhen (vgl. Thomas et al., 2013, S. 242). Jedoch finden nicht alle Studien für dieses Phänomen empirische Belege (vgl. Reifferscheid et al., 2013, S. 13). Jedenfalls haben die gewinnbringenden Leistungen an ihrer Bedeutung stark zugenommen und die Krankenhäuer hierfür ihre Strategien entwickelt (vgl. Leu, 2015, S. 34 f.; Schlenker, 2016, zit. n. Osterloh, 2016, S. 588). Durch eine verstärkte *Patientenselektion* können unrentable Fälle vermieden werden. Bunzemeier zeigte, dass die High Outlier Fälle im DRG-System nicht ausreichend abgebildet sind: die untersuchten Defizitbeträge in High Outlier Gruppen lagen zwischen -30,9% und -52,3% (vgl. Bunzemeier, 2004, S. 100, 104). Geissler et al. bestätigten durch eine empirische Analyse die unzureichende Abbildung des Ressourcenbedarfs im DRG-System (Geissler et al., 2014, S. 293). Braun et al. halten dagegen, dass die Anzahl der deutschen DRGs von 1.137[14] erheblich über der DRG-Anzahl von 499 im US-Versicherungssystem Medicare und 661 australischen A-DRG liegt (vgl. Braun et al., 2010c, S. 6 f.). Das wahre Ausmaß der Belastung durch Kostenausreißer bleibt unbekannt, insgesamt entstehen durch Kostenausreißer Kostenunterdeckungen. Der Ausmaß der Unterdeckung und der möglichen Erlösüberdeckungen ist dabei stark vom Krankenhaus und von der Leistungsgruppe abhängig (vgl. InEK, 2016, S. 160 ff.). Aus diesem Grund versuchen die Krankenhäuser, möglichst rentable Fälle einer Fallgruppe zu behandeln. Fälle mit unterdurchschnittlichem Ressourcenverbrauch werden bevorzugt (vgl. Reifferscheid et al., 2013, S. 11). Allerdings fanden Sens et al. bei einer repräsentativen Umfrage der 30 Krankenhäuser keine Belege für eine gezielte Patientenselektion (vgl. Sens, 2009,

---

[13] Bei Upcoding und Rightcoding handelt es sich um die erlösoptimierenden Kodierungsweisen.
[14] Stand 2010 (vgl. Braun et al., 2010c, S. 6).

S. 550). Hier wäre zu fragen, ob und wie die Betroffenenseite repräsentiert war. Braun et al. stellten fest, dass durch die *Verschlechterung der Arbeitssituation in der Pflege* gegen die Kriterien der Versorgungsgerechtigkeit und -qualität verstoßen wird (vgl. Braun et al., 2010b, S. 5, 17 f.) Auf der Kostenseite konnten Iserloh und Kox zeigen, dass die Verweildauer am stärksten mit den Personalkosten des Pflegedienstes und wesentlich geringer mit Schweregrad, Anzahl der Nebendiagnosen, Mortalitätsrate und Patientenalter korreliert (vgl. Iserloh, Kox, 2015, S. 31). Dieses Ergebnis deutet darauf hin, dass die Personalkosteneinsparungen in der Pflege aus betriebswirtschaftlicher Sicht am wirksamsten sind. *Straffe Abläufe* und eine *effektive Prozessorganisation* haben eine sehr hohe Bedeutung bei der stationären Behandlung der Patienten (vgl. Roeder, Franz, 2014, S. 26, 30). So wird die unterdurchschnittliche Verweildauer von rund 6 Tagen in Kliniken in privater Trägerschaft vom Klinikmanagement auf die effizienten Abläufe zurückgeführt (vgl. Reschke, zit. n. Osterloh, 2016, S. 589).

Die *Steigerung der Versorgungsqualität* wird als eine wichtige DRG-Anreizwirkung dem DRG-System zugeschrieben. Der Anreiz zur Qualitätssteigerung entsteht durch die unzureichende Vergütung der Komplikationen. Damit sind die Vorstellungen verbunden, eine möglichst erfolgreiche und schnelle Behandlung zu gewährleisten (vgl. Thomas et al., 2013, S. 242, Reifferscheid, et al., 2013, S. 11). Im Rahmen DRG-Begleitforschung, die auf eine breite empirische Basis und Datenlage[15] stützte, ließen sich keine Hinweise auf eine Verschlechterung der Patientenzufriedenheit feststellen. Allerding war eine scharfe Trennung zwischen einem spezifischen „G-DRG-Effekt" und anderen Einflussfaktoren bei abschließenden Aussagen in vielen Fällen nicht möglich (vgl. InEK, 2013, S. VIII, XVII f.). Geissler weist darauf hin, dass die Ergebnisqualität bei Qualitätsuntersuchungen trotz zahlreicher Qualitätsinitiativen nicht berücksichtigt wird (vgl. Geissler, 2013, S. 22). Vogd hebt hervor, dass sich die medizinischen Prozesse durch das DRG-System nicht wirklich kontrollieren lassen und verweist auf eine mögliche Benachteiligung der sozial schwachen Patienten (vgl. Vogd, 2014, S.253). Ähnlich wie Vogd argumentieren Braun et al., dass ein Fallsplitting in mehrere Krankenhausaufenthalte zu einer unübersichtlichen Mixtur aus diversen Versorgungsangeboten führt und dadurch der Versorgungsbedarf weniger durchsetzungsfähiger Patientengruppen unentdeckt bleibt (vgl. Braun et al., 2010a, S. 231 f.).

Eng mit der Behandlungsqualität ist die Problematik der *Rationierung und Priorisierung* der Leistungen verbunden, die empirisch belegt wurde. Die Kriterien können sich von Arzt zu Arzt unterscheiden (vgl. Zander et al., 2014, S. 727 ff.; Strech, 2010, S. 11).

---

[15] Schriftliche Befragungen aller zugelassenen Krankenhäuser, der Medizinischen Dienste der Krankenversicherung, aggregierte Auswertungen des Statistischen Bundsamtes, Daten des BQS-Institutes für Qualität und Patientensicherheit, Krankenkassen und Krankenkassenverbänden (vgl. InEK, 2013, S. VIII).

Für die Sicherstellung der Behandlungskontinuität erlangt bei früheren Entlassungen ein ungestörter Informationsfluss immer mehr Bedeutung. Forscher stellen jedoch eine gegenläufige Entwicklung fest (vgl. Braun et al., 2010a, S. 20 f., 107, 227 ff.; Sens, 2009, S. 551). Die Ursachen werden unterschiedlich interpretiert: Thomas et al. führen die Problematik auf fehlende monetäre Anreize zurück (vgl. Thomas et al., 2014, S. 15). Sens vertritt die Ansicht, dass die Schnittstellenprobleme in einem sektoralgetrennten Gesundheitssystem seit langem bestehen und bei zunehmend kürzerer Verweildauer offenkundiger geworden sind (vgl. Sens, 2009, S. 551). Braun et al. sehen das Problem im Zusammenhang mit Zeitmangel (Braun et al., 2010c, S. 10).

Die *Leistungs- bzw. Kostenverlagerung* auf andere Akteure stellt für Krankenhäuser einen weiteren Anreiz dar, um ihre Behandlungskosten pro Fall zu reduzieren. Für die Beurteilung der Kostenverlagerung fehlen vor allem die Kriterien und Messmethoden (vgl. Korzilius, 2010). Bei der intrasektoralen Leistungsverlagerung können die kooperierenden Krankenhäuser die verlegten Patienten als neuen Fall abrechnen (vgl. Reifferscheid et al., 2013, S. 11). Bei intersektoraler Leistungsverlagerung wird ein Teil der therapeutischen, pflegerischen und diagnostischen Prozesse in den ambulanten Bereich oder auf die nachsorgenden Einrichtungen ausgelagert, so werden z. B. die Patienten schneller in die Pflegeeinrichtungen überwiesen (vgl. Vogd, 2014, S. 251, 255). An diese Stelle verlassen wir den Krankenhausbereich und wechseln zu Auswirkungen der DRGs im ambulanten Sektor.

4.1.2 DRG-Auswirkungen im ambulanten Bereich

Eine intrasektorale Kostenverlagerung resultiert aus früheren Entlassungen und erfolgt in den ambulanten Sektor, Rehakliniken und Pflegeeinrichtungen. Entsprechende Belege für den Pflegebereich lieferte Hilgers anhand der Untersuchung der Zuwachsraten bei Entlassungen in die stationären Pflegeeinrichtungen (vgl. Hilgers, 2011, S. 113). Vor diesem Hintergrund, jedoch ohne einen direkten Bezug zu dieser Entwicklung zu nehmen, führt Leber vom GKV-Spitzenverband an, dass die Pflege künftig mehr als heute in Pflegeheimen erbracht wird (vgl. Leber, 2016, zit. n. aerzteblatt.de, 2016). Die Leistungsverlagerung in die Reha-Kliniken wurde in der REDIA-Studie bestätigt (vgl. Eiff, Schüring, 2011, S. 1165, s. Tabelle 8). Auch den Hausärzten versuchen die Krankenhäuser medizinische Teilprozesse zu übertragen, die zum Kernprozess der Krankenhausbehandlung gehören (vgl. Vogd, 2014, S. 251, 255).

Thomas et al. behaupten, dass, obwohl sich intersektorale Verlagerungseffekte empirisch belegen lassen, eine überdurchschnittliche Leistungsverlagerung in den niedergelassenen Bereich bislang nicht nachgewiesen werden könne. Ein Risiko für die Patientenversorgung sei dadurch nicht bekannt geworden (vgl. Thomas et al., 2014, S. 15 f.). Nach Ansicht der Verfasserin bleiben dabei folgende Faktoren unberücksichtigt: das

Outcome bei multimorbiden und chronisch kranken, Kosten der anderen Akteure und die gemeinwirtschaftlichen Kosten.

Verlagerungseffekte in den ambulanten Bereich sind vor dem Hintergrund zu betrachten, dass Kliniken und niedergelassene Ärzte systembedingt vielfach konträre Interessen haben und verschiedene Ziele verfolgen. Anstatt Kooperation resultiert dadurch eine Konkurrenz, die zu Ineffizienzen führt: Informationsbrüche, Missverständnisse und Behandlungsfehler, unkoordinierte (Mehrfach-)Diagnostik und Therapie, vermeidbare hohe Arzt-Patient-Kontaktzahlen, Mengenausweitungen, Konzentration der Angebote auf die wirtschaftlich attraktiven Leistungen (vgl. Gerlach, 2016, S. 1). In dieser Auswertung schließt sich die Verf. dem Resümee von Prof. Gerlach an:

> *„Kaum einer übernimmt für mehrfach-erkrankte Patienten, die gleichzeitig von verschiedenen Ärzten und Kliniken behandelt werden, die Gesamtverantwortung und schützt sie vor zu viel und falscher Medizin."* (Gerlach, 2016, S. 2).

Für die niedergelassenen Ärzte verursachen die wirtschaftlich intendierten früheren Entlassungen der „unrentablen" Patienten die höheren Kosten. Zur Vermeidung der Einkommensverluste müssen sie auf die Behandlung lukrativer ggf. unproblematischer Patienten konzentrieren, das bedeutet eine Risikoselektion bei der Patientenwahl (vgl. Beckermann et al., 2014, S. 267). Auf frühere Entlassungen der Patienten in einem instabilen Zustand reagieren sie mit Überweisungen an die Spezialambulanzen, zu weiteren Fachärzten, auch um das eigene Medikamentenbudget zu schützen, sowie mit erneuten stationären Einweisungen. Dabei funktionieren stationäre Aufnahmen aufgrund von akuten Zuständen im Alltag einer allgemeinärztlichen Praxis einwandfrei [„hervorragend"] (vgl. Keller-Janker, 2014, S. 293 f.). Hier wäre zu fragen, ob die stationären Auf-nahmen der Patienten mit gMB genauso problemlos gelingen.

Allerdings ist die Leistungsverlagerung in den ambulanten Bereich kein reines DRG-Phänomen und entstand in den 90-er Jahren im Laufe der Ökonomisierungsprozesse im Gesundheitswesen. In der Studie des IGES-Institutes wurden die Mehraufwendungen im ambulanten Bereich durch die Kostenverlagerungen vom Krankenhaus in die Praxis zwischen 1991 und 1996 auf ca. 3,2 Mrd. DM beziffert (vgl. Häussler, Stapf-Finé, 1998, A-75). Die Gesundheitswissenschaftlerin Schaeffer von Universität Bielefeld stellt klar: weil es schrittweise Abkehr von der psychosozialen Funktion der Institution Krankenhaus hin zu einem rein (akut)medizinischen, somatisch orientierten Aufgabenverständnis erfolgt, werden insbesondere ältere, chronisch kranke Patienten als „fehlplatziert" wahrgenommen und sind unterschiedlichsten Externalisierungsstrategien ausgesetzt (vgl. Schaeffer, 2012, zit. n. Breuer, Baumann-Hölzle, S. 33). Eine Übersicht der einbezogenen Studien und Publikationen zu DRG-Anreizwirkungen befindet sich im Anhang 5.

4.1.3 Fazit

Einen zusammenfassenden Überblick der in diesem Kapitel erfassten DRG-Anreiz-wirkungen auf das Verhalten der Krankenhäuser und Patientenversorgung bietet Tabelle 9. Die DRG-Anreizwirkungen ohne vorliegende empirische Evidenz sind solche, die von den Versorgungsforschern dem DRG-System als systemimmanente DRG-Effekte zugeschrieben wurden, sind jedoch bislang empirisch nicht belegt.

Tabelle 9. DRG-Anreizwirkungen: Kurzfassung

DRG-Auswirkungen auf die Patientenversorgung und das Verhalten der Krankenhäuser	
empirische Evidenz liegt vor	*fehlende empirische Evidenz*
Fallzahlsteigerung ggf. Mengenausweitung	Änderung der Behandlungsqualität
Verweildauerkürzung, frühere Entlassungen	geringere Inanspruchnahme von diagnostischen Leistungen
Abbau des Pflegepersonals, Auswirkungen auf die Pflegequalität	Patientenselektion ggf. Risikoselektion
Arbeitsverdichtung, Beschleunigungen im Krankenhausalltag	soziale Ungleichheit bei Therapieentscheidungen
Standardisierung der Prozesse, straffe Prozessorganisation	Fallsplitting, Upcoding, Rightcoding
Implizite Rationierung und Priorisierung der Leistungen durch Ärzte und Pflege	Aufbau der profitablen Leistungsbereiche
Verschlechterung des Informationsflusses	
Fortsetzung des Trends zur Leistungsverlagerung in die Rehakliniken und Pflegeeinrichtungen	

Quelle: eigene Darstellung.

Die Ergebnisse lassen erkennen, dass der Großteil der DRG-Anreizwirkungen eine hohe Relevanz für die Zielgruppe im Versorgungsalltag aufweisen kann. Auch eine mögliche Kumulation der negativen Effekte kann sich auf die Versorgung der Zielgruppe zusätzlich negativ auswirken. Prominente Autoren[16] weisen auf die Gefahr der Verschlechterung der Behandlungsqualität und eine mögliche Risikoselektion chronisch kranker, behinderter und multimorbider Patienten hin, empirische Daten für diese Patientengruppen fehlen jedoch. Außerdem ist es aus der Tabellenübersicht ersichtlich, dass empirische Evidenz für solche DRG-Anreizwirkungen vorliegt, die sich quantitativ und qualitativ messen lassen, und bei solchen fehlt, die zum Großteil subjektiven Einschätzungen unterliegen, statistisch kaum messbar und methodisch sehr kompliziert zu erfassen sind. Da die Veränderungen der Versorgungsqualität mit dem Ende der Konvergenzphase nicht abgeschlossen sind, wurde eine weitere Beobachtung der Versorgungsrealität explizit erwünscht (vgl. InEK, 2013, S. XVIII).

---

[16] vgl. Amelung, 2012, S. 191; Braun et al., 2010c, S. 6 f.; Glaeske, 2009, S. 16; Vogd, 2014, S.253; Strech, 2010, S. 11.

Die in diesem Kapitel vorgestellten Ergebnisse werfen Fragen nach den vorhandenen Daten zum Stand der medizinischen Versorgung der Zielgruppe. Diese Erkenntnisse werden im folgenden Kapitel 4.2 behandelt.

4.2 Probleme der medizinischen Versorgung von Erwachsenen mit gMB im DRG-Zeitalter

Bei zahlreichen kritischen Publikationen zur Versorgungssituation der Zielgruppe in der Praxis gibt es hingegen nur sehr wenige Forschungsarbeiten, die die Versorgungsqualität dieser Personen differenziert untersuchten. Somit fehlen zu der Frage, inwieweit die DRG-Anreize die Qualität der medizinischen Versorgung der Zielgruppe beeinflussen, bislang verlässliche wissenschaftliche Daten. In diesem Kapitel werden die vorhandenen Studiendaten aus der Versorgungsforschung der Zielgruppe erläutert. Ergänzend werden internationale Erfahrungen aus dem deutschsprachigen Raum und Trends jenseits der DRGs, bezogen auf das Thema der Arbeit, beleuchtet.

Das nächste Unterkapitel konzentriert sich auf die Ergebnisse der Studien zur Krankenhausversorgung der Zielgruppe. Anschließend wird die Argumentation aus Sicht des Krankenhauses und Kostenträgers dargelegt.

4.2.1 Krankenhausversorgung von Erwachsenen mit gMB

Die Situation der Menschen mit gMB im Krankenhaus war in dem Zeitraum zwischen 2010 bis 2013 von Verbänden der Behindertenhilfe und Fachexperten intensiv thematisiert. Das Statement aus der Versorgungspraxis war eindeutig: die Krankenhäuser sind auf die Anforderungen an die Betreuung dieser Patienten fachlich und organisatorisch nicht vorbereitet (vgl. Seidel, 2010, S. 23 f.). Die Kritikpunkte im Einzelnen siehe im Anhang 6. In demselben Zeitraum wurden die Mehrzahl der Studien zur medizinischen Versorgung der Zielgruppe publiziert, die größtenteils die Gesamtsituation ihrer gesundheitlichen Versorgung oder die Erlebnisse dieser Personen aus der interaktionistischen Perspektive untersuchten und einen qualitativ-explorativen Charakter hatten (vgl. Tacke, 2014, S. 6 f.; Steffen, Blum, 2011, S. 7, Roser et al., 2011, S. 34). Die Untersuchungen erbrachten Hinweise auf Defizite in den folgenden Bereichen: medizinische und Pflegeversorgung, Kompetenz in der Behindertenmedizin, Informationsaustausch, Schnittstellenproblematik, Entlassungsmanagement, Kommunikation auf alle Ebenen, finanzielle Rahmenbedingungen. Zwei Studien lieferten Hinweise auf einen erschwerten Zugang zu medizinischen Leistungen (vgl. Roser et al., 2011, S. 17 ff.; Schäfer-Walkmann et al., 2015, S. 24). Überraschenderweise wurden frühere Entlassungen selten als ein Problem genannt (vgl. Steffen, Blum, 2011, S. 34; vgl. Hasseler, 2015b, S. 221). Hingegen wurde dem schlechten Entlassungsmanagement in nahezu allen Studien eine hohe Priorität eingeräumt. Die Daten zur Krankenhausversorgung wurden von der Verfasserin aus den Studienergebnissen extrapoliert und sind in der Tabelle 10 zusammengefasst.

Tabelle 10. Studiendaten zur Krankenhausversorgung der Zielgruppe

Autor/Jahr & Studiendesign	Studienziel/Schwerpunkt & Ergebnisse
Roser et al. (2011) Literaturanalyse, 15 Experten-befragungen	*Ziel: Erfassung der sämtlichen Barriere bei der Krankenhausversorgung* - erschwerter Zugang durch die Notwendigkeit der Assistenz, fehlende Information zur Ausstattung des Krankenhauses - unzureichende Fachkenntnisse des Personals in der Behindertenmedizin, unprofessioneller Umgang, keine Wissensgrundlage für Mitarbeiter zu Besonderheiten der Versorgung der Zielgruppe - Kommunikationsprobleme „Personal-Patient" und an den Schnittstellen, unzureichende Berücksichtigung der Vor-Befunde, dadurch unnötige Untersuchungen und Krankenhausüberweisungen - mangelndes Pflegeassessment, zu schnelle Abläufe, fehlender Ansprechpartner, schlecht organisierte Entlassungen - unzureichende Abbildung der Behandlung im DRG-System (vgl. Roser et al., 2011, S. 17 ff.).
Lachetta, Dörscheln et al. (2011) systematisches Review von 9 Studien	*Ziel: Untersuchung der Probleme in der Pflege im Krankenhaus bei Patienten mit Lern- und körperlichen Behinderungen und des Erlebens von Menschen mit gB während eines akutstationären Aufenthaltes* - zentrale Phänomene in der Pflege: der Zeitfaktor, das mangelnde Fachwissen des Personals, unzureichender Informationsaustausch - eingeschränkte Kommunikation im Krankenhaus ist von zentraler Bedeutung. Der Grund für Kommunikationsmangel ist ein hoher Zeitbedarf beim Personal (vgl. Dörscheln et al., 2013, S. 42, 47 ff).
Steffen, Blum (2011) explorativ, 33 qualitative Interviews	*Ziel: Untersuchung der wohnortnahen medizinischen Versorgung von Menschen mit gB in zwei Hamburger Bezirken. Schwerpunkt: Übergangsphase vom Kinder-/Jugend- in die Erwachsenenmedizin* - Zeitmangel beim Personal, Optimierungsbedarf bei Pflegeversorgung, „inadäquate" Stationsabläufe, suboptimale räumliche Unterbringung, mangelhafter Umgang mit Betroffenen - vorzeitige Entlassungen, ungeregeltes Entlassungsmanagement, ungenügende Kommunikation mit Betreuern und Angehörigen, z. T. ambivalente Angaben Stärken: gute medizinisch-pflegerische Versorgung im Krankenhaus, gute Kommunikation zwischen dem Krankenhauspersonal und Betreuern (vgl. Steffen, Blum, 2011, S. 31, 33 f.).
Lemberg et al. (2011) retrospektive Fall-Kontoll-Studie der Daten von 60 operativen Fällen	*Ziel: Bestätigung der finanziellen Benachteiligung von Krankenhauspatienten mit gMB im gegenwärtigen DRG-System* - stationäre Aufnahme erfolgt häufig als Notfall, die Anzahl der erhaltenen Medikamenten, Nebendiagnosen und medizinisch-pflegerischer Aufwand sind wesentlich höher, der Krankenhausaufenthalt ist zweimal länger als im Durchschnittsfall - keine signifikanten Unterschiede bei Komplikationsraten und der Mortalität zwischen der Ziel- und Kontrollgruppe - die Behandlung von Personen mit gMB bedeutet für Krankenhäuser einen deutlichen finanziellen Nachteil (vgl. Lemberg et al., 2011).
Schäfer-Walkmann et al. (2015)	*Ziel: Identifizierung der sämtlichen Barrieren bei der gesundheitlichen Versorgung von Menschen mit geistiger Behinderung in Großraum Stuttgart* - Schnittstellenproblematik und insuffiziente Informationsweitergabe führen zu unnötigen, doppelten Behandlungen und überflüssiger Diagnostik

Fortsetzung Tabelle 10 auf Seite 39

Autor/Jahr & Studiendesign	Studienziel/Schwerpunkt & Ergebnisse (E)
Mix Methods: Interviews, Fragebögen, 601 Teilnehmer, verschiedene Fo-kusgruppen	- besonders problematisch sind Kooperationen an den Schnittstellen zwischen den brancheübergreifenden Institutionen und Strukturen - erheblicher Mangel an Fachwissen und an qualifizierten Versorgern - erschwerter Zugang zu gesundheitlichen Leistungen - 70% der befragten Menschen mit gB waren gut in einem Krankenhauskontext versorgt worden - zu geringe Ausstattung mit finanziellen Ressourcen (vgl. Schäfer-Walkmann et al., 2015, S. 24, 50 ff., 53, 70, 87)
Hasseler (2015b) qualitativ-explorativ, 21 Interviews	*Ziel: Untersuchung der Erfahrungen von Mitarbeitern der Wohneinrichtungen für Menschen mit gMB und Angehörigen der Zielgruppe bei der akutstationären Versorgung* - in der Wahrnehmung der Befragten besteht ein Mangel an Zeit, Personal, Ressourcen, Kooperation und Qualifikation der Ärzte und Pflegekräfte - defizitäre pflegerische und medizinische Versorgung, „nicht gewährte Therapien", zu frühe Entlassungen, mangelhaftes Fachwissen - frühere Entlassungen in die Wohnheime, die den gesundheitlichen Bedarf der Bewohner nicht decken können - ungeregeltes Entlassungsmanagement, mangelhafte Kommunikation auf alle Ebenen (vgl. Hasseler, 2015b, S. 217 ff., 221).

Quelle: eigene Darstellung.

Zur Qualität der medizinischen Versorgung im Krankenhaus liegen kontroverse Ergebnisse vor. Steffen und Blum nennen eine gute medizinisch-pflegerische Versorgung im Krankenhaus als Stärke (vgl. Steffen, Blum, 2011, S. 31). Schäfer-Walkmann et al. lieferten quantitative Daten zur Krankenhausversorgung: 70% von 25 befragten Personen mit gB bewerteten den Krankenhausaufenthalt als „gut" und 20% als „teilweise gut" (vgl. Schäfer-Walkmann, 2015, S. 86 f.). Hingegen kommt Hasseler zum Schluss, dass Befragungsergebnisse auf eine defizitäre Versorgung der Zielgruppe im Akutkrankenhaus hindeuten (vgl. Hasseler, 2015b, S. 218 ff.). Einschränkend weist Hasseler darauf hin, dass die Einzelfallproblematik nicht ausgeschlossen werden kann und keine systematischen Erkenntnisse vorliegen, dass Menschen mit gB weniger häufig notwendige Behandlungen in einem Krankenhaus erhalten (vgl. Hasseler, 2015b, S. 221). Diese kontroversen Ergebnisse können durch eine unterschiedliche Zusammensetzung der Stichproben, regionale Unterschiede sowie anderen Faktoren wie z. B. der Auftraggeber der Studie zumindest teilweise erklärt werden. Bei einer beachtlichen Anzahl der Teilnehmer an der Studie von Schäfer-Walkmann et al. (601 Personen) fiel es auf, dass in der Fokusgruppe „Ärzte und Psychotherapeuten" von 214 Personen insgesamt über die Hälfte der Befragten im beruflichen Kontext nur selten (45,8 %) oder nie (7,1 %) einen Kontakt zur Zielgruppe hatte. Jeweils ein Fünftel der Befragten der Gesundheitsberufe waren monatlich (19,3 %) bzw. wöchentlich (19,8 %) mit diesen Personen in Kontakt und nur 8% hatten täglich einen beruflichen Kontakt zu Personen der Zielgruppe (vgl. Schäfer-Walkmann et al., 2015, S. 57). Einigkeit herrscht darüber, dass fachliches Wissen von hoher Relevanz ist. Diesbezüglich wird ein erheblicher Mangel quer durch die meisten Berufsgruppen gesehen. Das Fazit der Studie war, dass eine hohe Versorgungsdichte in einem urbanen Sozialraum wie Stuttgart keine Garantie für einen barrierefreien Zugang für die Zielgruppe zum Versorgungssystem bedeutet. Es bestehen ein Mangel an qualifizierten Versorgern und eine zu geringe Ausstattung mit finanziellen Ressourcen (vgl. Schäfer-Walkmann et al., 2015, S. 53).

Aus Sicht der Krankenkassen haben Krankenhäuser bereits die Möglichkeit, krankenhausindividuelle Entgelte nach dem Selbstkostendeckungsprinzip sowie einen Zusatzentgelt[17] für die Versorgung von Schwerstbehinderten zu vereinbaren. Eine Vielzahl von Ausnahmeregelungen ermöglicht, die besonderen Belange bei der Krankenhausbehandlung von Menschen mit gMB im DRG-System zu berücksichtigen. Im Einzelfall gehen im allgemeinen Krankenhaus die höheren Behandlungskosten für Menschen mit gMB im Rahmen der Mischkalkulation unter, das Problem liegt in der Signifikanz. Die auf die stationäre Versorgung der Zielgruppe spezialisierten Einrichtungen gehen nicht in die DRG-Kalkulation ein (vgl. Wöhrmann, 2010, S. 80 f.). Die DKG vertritt die Ansicht, dass das DRG-System nachgebessert werden muss, und weist auf die begrenzten Gestaltungsmöglichkeiten der Krankenhäuser für eine weitere Verbesserung der Versorgung von Patienten mit Behinderung aufgrund der eingeschränkten finanziellen und personellen Ressourcen hin. Krankenhäuser erwarten mehr Unterstützung durch Angehörige und Heime, nachdem die Begleitung von Bezugspersonen für Behinderte mit dem Gesetz zur Regelung des Assistenzpflegebedarfs im Krankenhaus rechtlich abgesichert wurde (vgl. DKG, 2015b, S.3 f.). Die Eckpunkte der Stellungnahme der DKG im Einzelnen sind im Anhang 7 zu finden.

Zusammenfassend geht aus den Ergebnissen der vorliegenden Studien hervor, dass die Bereiche Pflegeversorgung, Informationsaustausch, Kompetenz in der Behindertenmedizin und finanzielle Rahmenbedingungen am häufigsten genannt wurden und sich als zentrale Problemfelder erwiesen haben. Die Studiendaten zeigen, dass Probleme bei der Krankenhausversorgung der Zielgruppe vielfältig sind und verschiedene Ursachen haben. Zur medizinischen Qualität der Krankenhausversorgung liefern diese Studien kontroverse Daten, wobei dieser Frage nicht gezielt nachgegangen wurde und dies auch nicht das Forschungsziel dieser Studien war. Für die Beantwortung der Forschungsfrage ist es wichtig zu vermerken, dass ein Mangel an aktuellen Daten zur Versorgungssituation der Zielgruppe besteht, kontroverse Ergebnisse zur Qualität der medizinischen Versorgung dieser Personen vorliegen und Vergleichsdaten aus der vor-DRG-Zeit fehlen. Die meisten Studien beziehen sich auf den Zeitraum zwischen 2011 und 2013. In praktischer Hinsicht macht die Position der DKG deutlich, dass die

---

[17] ZE2010-36 (vgl. Wöhrmann, 2010, S. 80).

Gestaltungsmöglichkeiten der Krankenhäuser begrenzt sind (vgl. DKG, 2015b, S.3). Die Krankenkassen verweisen auf die vorhandenen Gestaltungsmöglichkeiten mit einem ausreichenden Spielraum (vgl. Wöhrmann, 2010, S. 80 f.).

Im nächsten Abschnitt werden die Studienergebnisse und relevante Aspekte der ambulanten Versorgung der Zielgruppe erläutert.

4.2.2 Studiendaten zur ambulanten Versorgung

Die im vorangegangenen Unterkapitel erfassten Studien untersuchten auch die Versorgungssituation im ambulanten Bereich und liefern hierfür die folgenden übereinstimmenden Ergebnisse: eine unzureichende Facharztversorgung, Kommunikations- und Schnittstellenprobleme, mangelnde Kenntnisse der Versorger in der Behindertenmedizin, finanzielle Unterdeckung des Aufwandes. Der Fachkompetenz in der Behindertenmedizin und dem defizitären Informationsaustausch wird in allen Studien eine sehr hohe Priorität eingeräumt. Zwei Studien thematisieren das Problem der Übermedikalisierung und unzureichenden Therapieüberwachung (vgl. Hasseler, 2015a, S. 371; Steffen, Blum, 2011, S. 26). Im Hinblick auf die finanziellen Rahmenbedingungen halten in der Studie von Schäfer-Walkmann et al. 96,5% der Mediziner die zur Verfügung stehenden finanziellen Ressourcen für den Mehraufwand bei der Versorgung der Zielgruppe für unzureichend, 84% sehen das als Ursache für die Versorgungslücken (vgl. Schäfer-Walkmann et al., 2015, S. 63 f.). Das Missverhältnis zwischen dem zeitlichen Aufwand und Vergütung wird umso größer, je mehr Patienten mit Behinderungen ein niedergelassener Arzt versorgt und je schwerer diese behindert sind (vgl. Brühl, 2009, S. 5). Ärzte beobachten unter Kollegen eine „Abschiebestrategie" der ökonomisch teureren sowie therapeutisch und diagnostisch schwierigen Patienten aus Facharztpraxen und zunehmend aus hausärztlichen Praxen. Der kostenintensive, schnell „budgeterschöpfende" Patient wird im Vorfeld selektiert (vgl. Köchert, 2014, S. 312, 315). Hasseler schließt eine implizite Rationierung durch die Ärzte wegen der Leistungsbudgetierung nicht aus und sieht diese als einen möglichen Grund für die Nicht-Verordnung bestimmter diagnostischer und therapeutischen Leistungen. Die Frage, ob die Personen mit gMB zielgruppengerecht versorgt sind, lässt Hasseler offen (vgl. Hasseler, 2015a, S. 373).

In den Einrichtungen der Behindertenhilfe wurde eine Finanzierung durch Pauschalen für ambulante Behandlung der Heimbewohner nach §119a SGB V nicht festgelegt und auf die übliche EBM-Vergütung verwiesen. Damit kann der Mehraufwand nicht auskömmlich finanziert werden. Träger, die aus Einsicht in die Erforderlichkeit einer solchen Ermächtigung einen Antrag auf die Erteilung stellten, traten auf massive Wiederstände der Zulassungsausschüsse der KV (vgl. Seidel, 2013, S. 92). Im Praxisalltag berichten die Vertreter der Behindertenheime über die organisatorischen Schwierigkeiten und den pflegerischen Mehrbedarf, die durch frühere und ungeregelte Entlassungen entstehend (vgl. Paulus, 2010, S. 36 ff.). Die Studiendaten zur ambulanten Versorgung dieser Patientengruppe sind in der Tabelle 11 zusammengefasst.

Tabelle 11. Studiendaten zur ambulanten Versorgung der Zielgruppe

Autor/Jahr &Studiendesign	Studienziel/Schwerpunkt & Ergebnisse
Steffen, Blum (2011) explorativ, 33 qualitative Interviews	*Ziel: Untersuchung der wohnortnahen medizinischen Versorgung von Menschen mit geistiger Behinderung in zwei Hamburger Bezirken Schwerpunkt: Übergangsphase vom Kinder-/Jugend- in die Erwachsenenmedizin* - teilweise gute Bewertung der hausärztlichen Versorgung - Schwierigkeiten, neue Hausärzte zu finden - Probleme bei der fachärztlichen Versorgung sind mangelnde Bereitschaft der Ärzte, lange Wartezeiten - über 80% der Befragten bewerteten den Umgang der Ärzte mit behindertenspezifischen Besonderheiten als mangelhaft - Kommunikationsprobleme, mangelhafte Information, das unzureichende Einbeziehen der Betreuer/Angehörigen in den Behandlungsprozess - Übermedikalisierung mit Psychopharmaka bei unzureichender Therapie-Überwachung (vgl. Steffen, Blum, 2011, S. 20 f., 24, 26 f.)
Schäfer-Wallkmann et al. (2015) Mix Methods: Interviews, Fragebögen, 601 Teilnehmer, verschiedene Fokusgruppen	*Ziel: Identifizierung der sämtlichen Barrieren bei der gesundheitlichen Versorgung von Menschen mit geistiger Behinderung im Großraum Stuttgart* - zeitlicher und monetärer Mehraufwand für Ärzte, eine adäquate Abrechnung des Mehraufwandes ist nicht möglich (96,5%) - unzureichende spezialisierte und Facharztversorgung (insg. 71,5%; Pflegekräfte/Therapeuten 87,2%), lange Wartezeiten (56,5%) - „Ärzte sind auf die Zielgruppe nicht eingestellt" (insg. 63,3%; Pflegekräfte 73,3%) - mangelnde Kenntnisse der Versorger in der Behindertenmedizin - Verbesserungsbedarf an den Schnittstellen (insg. 81,6%; Pflegekräfte/Therapeuten 90,6%) (vgl. Schäfer-Walkmann et al., 2015, S. 8, 15 f., 31, 63, 68 f., 90 f.)
Hasseler (2015a) qualitativ, 21 Experteninterviews	*Ziel: Untersuchung der Erfahrungen von Mitarbeitern der Wohneinrichtungen für Menschen mit gMB und Angehörigen mit der gesundheitlichen Versorgung der Zielgruppe* - Mangel an verordneten medizinischen und diagnostischen Leistungen - mangelnde Qualifikation und Erfahrungen des Personals im Umgang - lange Terminwartezeiten bei Fachärzten - unzureichende Kommunikation mit Personen der Zielgruppe und Betreuern - Mangel an Vorsorgeuntersuchungen - Übermedikalisierung (vgl. Hasseler, 2015a, S. 369 ff.).

Quelle: eigene Darstellung.

Abschließend lässt sich festhalten, dass die Ergebnisse zur ambulanten Versorgung mit den Befunden in Bezug auf den Krankenhausbereich konvergieren. Diese gewonnen Erkenntnisse werden im analytischen Teil der Arbeit bei der Erarbeitung der Handlungsempfehlungen mit berücksichtigt. Für die Beantwortung der Forschungsfrage wären die Erkenntnisse nach der Versorgungsqualität im Krankenhaus, dem Zugang zur Krankenhausversorgung sowie dem entstehenden Pflege- und Therapiebedarf nach der Entlassung zielführend. Im nächsten Abschnitt sollen in einem Überblick die internationalen Erfahrungen im deutschsprachigen Raum beleuchtet werden.

4.2.3 Internationale Daten aus dem deutschsprachigen Raum

In der Schweiz wurde das SwissDRG-System im Jahr 2012 eingeführt. Im Rahmen der DRG-Forschung sind einige qualitative Studien verlaufen, die Auswirkungen der DRGs auf vulnerable Patientengruppen gezielt untersuchten. Nach der Definition der Forscher sind vulnerable Patienten die Personen mit angeborenen Behinderungen, Mehrfacherkrankungen, pflegeintensive Patienten, demenzkranke etc. (vgl. Breuer, Baumann-Hölzle, 2012, S. 12). Das zusammenfassende Ergebnis der Studie des Institutes Dialog Ethik nach einem Jahr nach der DRG-Einführung war, dass insgesamt weniger Änderungen eingetreten sind. Die größte Herausforderung für Spitex und Heime waren frühere Entlassungen aufgrund der ungenügenden Anschlusslösungen und des Risikos für Rehospitalisierungen (vgl. Abele, Blumenfeld, 2013, S.4).[18] Die Studie von Lea et al., die 43 Spitalexperten befragte, stellte fest, dass vulnerable Patienten öfters und schneller als andere verlegt werden. Das Spital ist gezwungen, die Überlegungen zur Angebotsreduktion für eine schlecht tarifierte Gruppe vorzunehmen. Die Fallpauschalen werden als ein Katalysator für Probleme gesehen, die bereits vor der Einführung von SwissDRGs bestanden. Die methodische Einschränkung dieser Studie war, dass sie nur ein Monat später nach der SwissDRG-Einführung begonnen hat (vgl. Leu et al., 2015, S. 11 f.). Kägi et al. untersuchten im Auftrag des Bundesamtes für Gesundheit den Einfluss der SwissDRGs auf das Verhalten der Spitäler. Die Autoren bestätigten im Zusammenhang mit DRG-Anreizwirkungen eine partielle Leistungsverlagerung in den ambulanten Bereich und die Patientenselektion insbesondere chronisch kranker und multimorbider Patienten (vgl. Kägi et al., 2014, S. 23, 34 ff.).

In Österreich wurde das DRG-System 1997 eingeführt (vgl. Hagenbichler, 2010, S. 5). Dort gibt es keine systematische wissenschaftliche Forschung, die medizinische Versorgung der Menschen mit geistiger Behinderung untersucht (vgl. LHÖ, 2014, S. 5 ff., 16). Die gesundheitliche Versorgung dieser Personengruppe wird von den Vertretern der Lebenshilfe Österreich (LHÖ) als weitestgehend unzureichend und unter Missachtung von Rechtsansprüchen bewertet. Probleme bestehen sowohl im stationären als auch im ambulanten Bereich, vor allem in der Zugänglichkeit zu Leistungen und Bereitschaft der Mediziner, mit diesen Personen zu arbeiten. Das Verrechnungssystem sei diesen Patienten gegenüber unflexibel (vgl. LHÖ, 2014, S. 5 f.). Die Zugänglichkeit dieser Personen zum Gesundheitswesen steht im Positionspapier der LÖH an der ersten Stelle, gefolgt von Forderungen zur Verbesserung der Information und des Aufnahme- und Entlassungsmanagements mit einem verpflichtenden Informationsaus-

---

[18] Befragt wurden die Hausärzte, Mitarbeiter der Heime und Spitex.

tausch (vgl. LHÖ, 2014, S.6 f.). Mangelnde Kenntnisse in der Behindertenmedizin werden als eine Mitursache für das fehlende Interesse der Versorger und diskriminierende Einstellung gegenüber Personen mit gB angesehen (vgl. LHÖ, 2014, S. 13).

Fazit: Die Daten aus der Schweiz, Österreich und Deutschland lassen viele Gemeinsamkeiten der Versorgungsprobleme, jedoch im deutlich unterschiedlichen Ausmaß, erkennen. Dabei fällt es auf, dass in Österreich, wo das DRG-System am längsten etabliert ist, die medizinische Versorgung der Zielgruppe am kritischsten bewertet wird. Für die Schweiz mit jüngster DRG-Spitalfinanzierung erbrachte die Literaturrecherche die am wenigsten kritischen Ergebnisse. Europäische Studien sind allerdings begrenzt auf Deutschland übertragbar, da sich die Gesundheitssysteme im Spektrum der Gesundheitsleitungen unterscheiden und sich dadurch die DRG-Folgen in unterschiedlichen Kontexten entfalten (vgl. Tacke, 2014, S. 6; Braun et al., 2010, S. 45). Ein Gesamtüberblick von allen einbezogenen Studien zur Versorgung der Zielgruppe und die Kurzfassung der Studienergebnisse befinden sich im Anhang 8 und 9.

4.2.4 Weitere relevante Studien

Im Jahr 2001, vor der DRG-Einführung, lieferte Simon im Rahmen einer qualitativen Studie Belege für die Risikoselektion der Patienten in Form von selektiven Aufnahmen und Verlegungen von Patienten mit überdurchschnittlichen Behandlungskosten. Besonders problematisch fand der Autor die Abweisungs- und Weiterverweisungsstrategien bei der Notfallversorgung (vgl. Simon, 2001, S. 49 f., 73 f.).

2002 publizierten Abendroth et al. die Studienergebnisse zur gesundheitlichen Versorgung von Erwachsenen mit gB in Rheinland-Pfalz. Das Ziel der Studie war die Erkennung von Versorgungsdefiziten bei der gesundheitlichen Versorgung von Erwachsenen mit gB. Die Studie beinhaltete Fragen zur stationären und ambulanten Versorgung in den letzten 5 Jahren, insgesamt wurden 125 Interviews mit Betroffenen, ihren Angehörigen und Mitarbeitern der Behinderteneinrichtungen durchgeführt. 68% der Betroffenen hatten eine Mehrfachbehinderung, 40% Personen waren mindestens einmal während des Erhebungszeitraumes in stationärer Behandlung (vgl. Abendroth et al., 2002, S. 13 f., 18). Die positive Beurteilung der medizinischen Versorgung im Krankenhaus lag bei 76%, über die Fälle mit massiver Fahrlässigkeit und Ablehnungsfälle wurde berichtet. Die Pflegeleistungen wurden ohne quantitative Angaben insgesamt mit „gut" bewertet, obwohl viele Befragten die Pflege wegen der zeitlichen Überlastung des Personals selber übernommen haben. Die Mitarbeiter bewerteten die Versorgung kritischer als die Angehörigen. Obwohl die Krankenhausversorgung mehrheitlich (76%) positiv bewertet wurde, schlussfolgerten die Autoren aufgrund der mangelnden Kommunikation, der Fälle mit massiver Fahrlässigkeit und Ablehnungsfälle einen dringenden Verbesserungsbedarf bei der Krankenhausversorgung und dem Informationsaustausch (vgl. Abendroth et al., 2002, S. 19 ff.). Die für die Beantwortung der Forschungsfrage relevanten Ergebnisse dieser Studie sind in der Tabelle 12 dargestellt.

Tabelle 12. Studiendaten aus der vor DRG-Zeit (2002)

Kategorie&Problembereich	Daten
Zufriedenheit mit der medizinischen Versorgung im Krankenhaus - sehr gut oder zufriedenstellend - mittelmäßige Bewertung - Ablehnungen der stationären Aufnahme	76% 16% 3 Fälle (6%)
- Schwierigkeiten, für die Personen mit gB entsprechend qualifizierte Ärzte zu finden	24%
- Schwierigkeiten der Ärzte, eine Erkrankung bei diesen Personen zu erkennen	30,5% der Angehörigen 34% der Mitarbeiter
- Nicht-Informiertheit der Angehörigen und Mitarbeiter über die Kooperation zwischen den Versorgern	*keine quantitativen Angaben*
- Dauerbehandlung mit Psychopharmaka	25-50% der Heimbewohner

Quelle: Abendroth et al., 2002, S. 17 ff.

Marckmann und Strech untersuchten die häufigsten Kriterien der Krankenhausärzte bei der impliziten Rationierung. Die geistige Behinderung (50%) nahm neben der Lebensverlängerung bei schlechter Lebensqualität (71%) und geringen Erfolgswahrscheinlichkeit (80%) einen bedeutenden Einfluss auf das Vorenthalten von Maßnahmen. Die Autoren kamen zum Schluss, dass die befragten Ärzte neben gut begründbaren Kriterien auch ethisch durchaus problematische Maßstäbe wie geistige Behinderung anwenden (vgl. Hurst et al., 2006, zit. n. Marckmann, Strech, 2009, S. 22). Besonders problematisch wäre es dann, wenn mangelnde Kenntnisse in der Behindertenmedizin auf derartige implizite Rationierungskriterien treffen, die durch die Fehleinschätzungen zu dramatischen Folgen führen können. Im ambulanten Sektor werden die Maßnahmen der Priorisierung und Rationalisierung im Arzneimittelbereich breit angewendet und weitgehend akzeptiert (vgl. Kamp et al., 2014, S.15). Dabei priorisieren Hausärzte die Arzneimittel an der Schnittstelle stationär-ambulant bei multimorbiden Patienten, zu denen die Mehrheit der Personen der Zielgruppe gehören. Weitere Kriterien sind die Gesundheitskompetenz der Patienten, Patientenwille und der Informationstransfer ambulant-stationär. Es ist offensichtlich, dass die Zielgruppe diese Kriterien selbst nur in einem sehr geringen Ausmaß erfüllen kann (vgl. Herrmann et al., 2014, S. 16). Die in diesem Unterkapitel vorgestellten Studiendaten werden bei der Analyse der Ergebnisse in Kapitel 4.4 mit einbezogen.

4.2.5 Trends jenseits der DRGs

Die Versorgungsdaten der psychiatrischen Kliniken, die dem DRG-System nicht unterliegen, verdeutlichen wirtschaftliche Auswirkungen verschiedener Finanzierungssysteme. Die Betrachtung dieser Entwicklung ist insofern wichtig, da die psychiatrische Ver-

sorgung der Zielgruppe aus ihrem gesamten Versorgungskontext nicht einfach ausge-
klammert werden kann. Psychische Störungen treten bei diesen Personen 1,5- bis 4-
mal häufiger als in der Allgemeinbevölkerung auf und werden oft lebenslang behandelt
(vgl. Häßler, 2016, S. 116). Tabelle 13 zeigt die Entwicklung der Zahlen.

Tabelle 13. Trends jenseits der DRGs: psychiatrische Kliniken

Parameter	Daten
Verweildauer	kontinuierlicher Anstieg: seit 2006 insg. um 18,8% (vgl. Bitzer et al., 2015, S. 12)
Bettenanzahl	Anstieg 2004 - 2011 um mehr als 5000 Betten ggf. von 62,3 bis auf 67,9 Tsd. (vgl. GKV-Spitzenverband, 2012, S. 4)
Fallzahlen: vollstationäre Fälle	deutliche Zunahme von 2004 bis 2012 von 785 Tsd. bis 933 Tsd. bzw. um ca. 19% (vgl. GKV-Spitzenverband, 2012, S. 6) ggü. 1991 der Anstieg um 97,9% auf ca. 407 000 im Jahr 2010 (vgl. Bölt, Graf, 2012, S. 118 f.)

Quelle: eigene Darstellung, basierend auf Bitzer et al., 2015, S. 12; GKV-Spitzenverband, 2012, S. 4, 6; Bölt, Graf, 2012, S. 118 f.

Im Vergleich zu somatischen Krankenhäusern zeigen psychiatrische Kliniken einen
gegenläufigen Trend mit einem kontinuierlichen Anstieg der Verweildauer, Bettenzahl
und Fallzahlen. Die Psychiatrischen Institutsambulanzen (PIA), die das ambulante An-
gebot der Kliniken darstellen und außerhalb der vertragsärztlichen Versorgung vergütet
werden, zeigen bei fehlender externer Qualitätssicherung und Transparenz die exorbi-
tanten Wachstumsraten von 35% zwischen 2009 und 2014 (vgl. Leber, Wasem, 2016,
S. 19 f., 24 f.). Die Personen der Zielgruppe werden dabei sehr oft psychiatrisch über
die PIA behandelt. Engel et al. konnten zeigen, dass bei gleichbleibender Zahl der psychiatrischen Störungen bei Menschen mit gMB die Häufigkeit der Verordnung von Neu-
roleptika und Antidepressiva[19] in dem Zeitraum zwischen 1995 und 2005 zugenommen
hat (vgl. Engel et al., 2010, S. 391). Die Prävalenz der Polypharmazie mit Psychopharmaka liegt zwischen 18,2% und 44,3% aller psychopharmakologisch behandelten
Heimbewohner, bei institutionalisierten Personengruppen von 50 bis 70% (vgl. Häßler,
2014, S. 120; Meins, 2005, S. 117). Mit mehr verordneten Medikamenten steigen die
Häufigkeit und die Schwere der Wechsel- und Nebenwirkungen an und die Nutzen-
Risiko-Relation verschiebt sich zugunsten des Risikos, dabei findet eine Therapie-
Überwachung nicht immer statt (vgl. Häßler, 2014, S. 126). Eine hohe Relevanz dieser
Entwicklungen besteht darin, dass die körperlichen Erkrankungen bei diesen Personen
oft als psychiatrische Störung fehlgedeutet werden und die entsprechende Therapie
eingeleitet wird. Eine ungesteuerte Leistungs- und Mengenentwicklung spiegelt sich in
den steigenden Behandlungs- und Medikamentenkosten ab und stellt für diese Patienten die zusätzlichen gesundheitlichen Risiken mit wirtschaftlichen Konsequenzen für
Kostenträger dar.

---

[19] Arzneimittel aus der Gruppe Psychopharmaka.

4.2.6 Fazit

Die am häufigsten genannten Studienergebnisse für die Krankenhausversorgung der Zielgruppe stellten eine mangelnde Kompetenz in der Behindertenmedizin, ein defizitärer Informationsaustausch zwischen den Beteiligten und ungünstige finanzielle Rahmenbedingungen dar. Eine mangelhafte Pflegeversorgung wurde in den meisten, jedoch nicht in allen Studien bestätigt. Zur Qualität der medizinischen Versorgung im Krankenhaus liegen kontroverse Ergebnisse vor (vgl. Hasseler, 2015a; Schäfer-Walkmann et al.; 2014, Steffen, Blum, 2011). In einzelnen Studien wurden eine defizitäre medizinische Versorgung im Akutkrankenhaus, erschwerter Zugang zur stationären Versorgung und nicht gewährte Therapien (Hasseler, 2015a; Roser et al., 2011) sowie standardisierte Stationsabläufe und frühere Entlassungen als erschwerend für die adäquate medizinische Versorgung der Zielgruppe ausgeführt (Roser et al., 2011; Steffen, Blum, 2011). Bei der impliziter Rationierung der Leistungen stellt geistige Behinderung für Ärzte das bedeutende Kriterium dar (vgl. Marckmann, Streich, 2009). Für den ambulanten Bereich ergaben sich identische Ergebnisse: der Mangel an Fachwissen, Kommunikations- und Schnittstellenproblematik, finanzielle Unterdeckung des Aufwandes, erschwerter Zugang zu Leistungen, unzureichende Facharztversorgung. Zwei Studien thematisierten das Problem der Übermedikalisierung (Schäfer-Walkmann, 2015; Steffen, Blum, 2011), die im gewissen Wiederspruch zu Studiendaten von Herrmann et al. (2014) zu Rationierungen der Hausärzte im Arzneimittlebereich stehen. Mitarbeiter der Behindertenhilfe schätzen die Versorgungssituation kritischer ein als die Versorger des Gesundheitswesens und Angehörige (vgl. Schäfer-Walkmann, 2014, S. 90; Abendroth et al., 2002, S. 18). Internationale Daten aus der Schweiz und Österreich zeigen identische Probleme, jedoch im unterschiedlichen Ausmaß: die kritischeren Daten fanden sich in Österreich, wo das DRG-System am längsten etabliert ist. Die Entwicklung bei psychiatrischen Kliniken, die dem DRG-System nicht unterliegen, zeigt eine unkontrollierte Leistungs- und Mengenausweitung.

Der Großteil der Studien stammt aus den Jahren zwischen 2011 und 2013, die systematischen Untersuchungen der Krankenhausversorgung der Zielgruppe liegen nicht vor. Die Studiendaten aus der vor-DRG-Zeit sind vorhanden und liefern wichtige Erkenntnisse zur Ausgangssituation aus der vor-DRG-Zeit.

Abschließend lässt sich festhalten, dass die wissenschaftliche Datenbasis zu DRG-Anreizwirkungen auf die Versorgungssituation der Zielgruppe unzureichend ist. Für die Beantwortung der Forschungsfrage fehlen die aktuellen empirischen Daten aus der Versorgungspraxis und ein intertemporaler Vergleich mit den Daten aus der Vor-DRG-Zeit. In dem darauf folgenden Teil der Arbeit richtet sich das Augenmerk auf die empirische Untersuchung der Versorgungssituation der Zielgruppe in der Alltagspraxis.

4.3 Standardisierte Befragung

Dieses Kapitel befasst sich mit den Ergebnissen der durchgeführten standardisierten schriftlichen Befragung im Forschungsfeld. Die Befragung hatte einen explorativen Charakter und erhebt kein Anspruch auf die Vollständigkeit der Problemerfassung. Im ersten Unterkapitel wird das Befragungsdesign dargelegt.

4.3.1 Befragungsdesign

Die Befragungsziele sind die Erfassung der Erfahrungen und Zufriedenheit der Probanden mit der stationären und ambulanten Versorgung der Zielgruppe, Problemidentifikation und ihre Ursachenanalyse zur Beantwortung der Forschungsfrage sowie eine Konzepterstellung zur Problemkorrektur. Der Untersuchungsgegenstand ist die Qualität der stationären und ambulanten Versorgung der Zielgruppe. Zur besseren Übersicht wird das Befragungsdesigns in einer Tabellenform dargestellt (s. Tabelle 14).

Tabelle 14. Befragungsdesign

Kategorie	Inhalt
Datenerhebungsform	Standardisierte schriftliche Befragung
Datenerhebungsinstrument	Fragebogen
Datenerhebung	postalisch, Mailing, nativ
Untersuchungsbereich I stationäre Versorgung II ambulante Versorgung	Zu I: Item-Blöcke 1, 2 - Kliniken und Krankenhäuser der Grund- und Maximalversorgung - spezialisierte Kliniken und Abteilungen für Erwachsene mit gMB Zu II: Item-Blöcke 3, 4, 5: - Hausarztversorgung - ambulante Facharztversorgung - behindertenspezialisierte Strukturen: Spezialambulanzen, MZEB
Stichprobe Fokusgruppe B Fokusgruppe H Fokusgruppe Ä	*Teilnehmer, Stichprobenbildung:* gesetzlicher Betreuer: geschichtete Zufallsauswahl mit der Schichtung in 2 Substichproben für Angehörige (BA), Berufsbetreuer (BB) Heim-/Pflegeleitungen der Behinderteneinrichtungen: bewusste zielgerichtete Auswahl Ärzte: bewusste zielgerichtete Auswahl
Abgrenzung inhaltlich zeitlich territorial	 psychiatrische, Rehabilitations- und zahnmedizinische Versorgung sind nicht der Gegenstand der Befragung der Betrachtungszeitraum umfasste die letzten 5 Jahre, bei der Unübersichtlichkeit - die letzten 2 Jahre mit entsprechender Anmerkung Gruppe B: Baden-Württemberg[20]; Gruppen Ä, H: keine Abgrenzung
Fragebogenkonstruktion	Jeder Item-Block erhält offen formulierte Fragen zu definierten Indikatoren. Am Ende des Fragebogens ist ein Textfeld für freie Äußerungen gelassen. Für jede Fokusgruppe sind in den jeweiligen Fragebogen 2 bis 3 gruppenindividuelle Fragen integriert. Insgesamt 43 Items, zusätzlich Fragen zu strukturellen Merkmalen der Befragten

---

[20] aus Erreichbarkeitsgründen.

Fortsetzung Tabelle 14 auf Seite 49

Kategorie	Inhalt
Indikatoren[21]	- Qualität der medizinischen und pflegerischen Versorgung im Krankenhaus - Zugang zur stationären Versorgung im Notfall und elektiv - medizinischer und Pflegebedarf nach der stationären Entlassung - allgemeine Zufriedenheit mit der Krankenhausbehandlung - Informationsaustausch: stationär, ambulant - Kompetenz der Ärzte in der Behindertenmedizin: stationär, ambulant - Bereitschaft der Ärzte mit der Zielgruppe zu arbeiten: stationär, ambulant - Zugang zur ambulanten Hausarzt- und Facharztversorgung - Vorsorgeuntersuchungen - Zufriedenheit mit der ambulanten Hausarzt- und Facharztversorgung
Skalierung der Antwortvorgaben	Itemspezifische Antworten mit ordinal skalierten Variablen: die Reihenfolge der Zahlen entspricht der Reihenfolge der Werte. Gewählte Kodierung: 1=gut; 2=eher gut; 3=eher schlecht; 4=schlecht; 0=keine Antwort bei Zufriedenheitsfragen: A - zufrieden, B - eher zufrieden, C - eher unzufrieden, D - unzufrieden, E - keine Antwort
zeitlicher Ablauf	Pretest bei zwei Testpersonen; Befragungszeitraum: zwischen 15.04.2016 und 25.05.2016
Datenauswertung	s. Kapitel 3.7.2
ethische Aspekte	es wurde keine Befragung bei Patienten mit gMB durchgeführt.

Quelle: eigene Darstellung.

Fragebögen für die Fokusgruppen wurden inhaltlich und formell gleich konstruiert, die Unterschiede beziehen sich auf die Erfassung von Strukturmerkmalen der Probanden und gruppenindividuellen Fragen, die dem Anhang 10 entnommen werden können. Der inhaltliche Schwerpunkt der Befragung lag bei der Krankenhausversorgung. Bei der Erfassung der Pflegequalität stand die Situation der Heimbewohner durch die Teilnahme an der Befragung der Wohn-/Pflegeheimleitungen verstärkt im Fokus. Die Gruppe „gesetzliche Betreuer" wurde aus zwei Substichproben („Berufsbetreuer" und „Angehörige") gebildet, um ihre Repräsentativität zu erhöhen. Die Unterschiede zwischen den Substichproben liegen in der Anzahl der betreuten Personen: die Berufsbetreuer betreuen i. d. R. eine Mehrzahl von Personen, die Angehörige meist eine oder zwei Personen, oft mit einer höheren Betreuungsintensität. Die Auswahl der Teilnehmer der Fokusgruppen H und Ä erfolgte zielgerichtet als das Quotenverfahren. In der qualitativen Forschung wird eine zielgerichtete Auswahl besonders häufig angewendet, das Quotenverfahren ist das gebräuchlichste nichtzufällige Auswahlverfahren in der Meinungsforschung (vgl. Kuckartz, 2014, S. 85; Meier, Hansen, 2014, S. 197). Die Ein- und Ausschlusskriterien sind in der Tabelle 15 dargestellt. Somit konnten in die Befra-

---

[21] Synonym: Untersuchungskategorien, Zielkriterien.

gung solche Probanden einbezogen werden, die aufgrund ihrer praktischen Tätigkeit die meisten Kenntnisse und Erfahrungen über die Versorgung der Zielgruppe im Praxisalltag haben.

Tabelle 15: Befragungsteilnehmer: Ein- und Ausschlusskriterien

Einschlusskriterien für Befragungsteilenehmer
E 1. Fokusgruppe B „Gesetzliche Betreuer" mind. 2 Jahre nach dem Wechsel der betreuten Person in die Erwachsenenmedizin ggf. nach dem Beenden der Anbindung an ein sozialpädiatrisches Zentrum
E 2. Fokusgruppe H „Heim- und Pflegeleitungen" leitende Position als Wohnheimleitung, Pflegeleitung oder Wohnbereichsleitung Heimbewohner mit gMB im Erwachsenenalter ggf. ab dem 18. Lebensjahr
E 3. Fokusgruppe Ä „Ärzte" Facharztbezeichnung, mind. 5 Jahre Berufserfahrung als Facharzt, kurative Tätigkeit, Erwachsene mit gMB in der regelmäßigen Behandlung
Ausschlusskriterien
A 1. Betreute Personen Personen ohne geistige Behinderung, weniger als 2 Jahre nach dem Wechsel in die Erwachsenenmedizin, Personen mit gMB bis zum 18 Lebensjahr
A 2. Wohn- und Pflegeheime der Behindertenhilfe Bewohner mit gMB bis zum 18 Lj. weniger als 2 Jahre nach dem Wechsel der Bewohner mit gMB in die Erwachsenenmedizin
A 3. Ärzte keine Facharztbezeichnung, Berufserfahrung als Facharzt weniger als 5 Jahre, keine Erwachsenen mit gMB in regelmäßiger Behandlung
A 4. Versorger Sozialpädiatrische Zentren, Rehabilitationskliniken, Zahnmedizin
weitere Teilnahmeregelungen
ein Fragebogen für beide Elternteile; ein Fragebogen für ein Wohn-/Pflegeheim.

Quelle: eigene Darstellung in Anlehnung an Veit et al., 2012, S. A23/51.

Das Einbeziehen der ambulanten Versorgung ist zur Beantwortung der Forschungsfrage und Erarbeitung der Handlungsempfehlungen erforderlich. Die Bildung von Indikatoren erfolgte nach dem erfahrungsgeleiteten Ansatz und auf Basis des Expertenwissens. Jedes Item beinhaltet eine offen formulierte Frage und eine Antwortskala mit vier Antwortkategorien und Missing. Die Antwortkategorien wurden itemspezifisch, disjunkt und erschöpfend formuliert, nummeriert und beschriftet. Die itemspezifischen Antwortskalen erhöhen die Reliabilität der Messung (vgl. Krebs, 2011, S. 133). Der Fragebogen für gesetzliche Betreuer befindet sich im Anhang 11. Zur Information der Befragten wurde ein Begleitschreiben mit einer einleitenden Instruktion und dem Hinweis auf die Anonymität und Freiwilligkeit beigefügt. Vor der Feldphase wurde der Fragebogen einem Pretest bei zwei Testpersonen unterzogen und auf seine Funktionalität und Verständlichkeit hin überprüft. Die Anonymisierung wurde folgendermaßen sichergestellt:

Fragebögen wurden nicht nummeriert, die nativ ausgefüllten oder per Post eingegangenen Fragebögen befanden sich in einem beigefügten Briefumschlag und hatten keine Absenderdaten. Die elektronisch ausgefüllten Fragebögen wurden an eine für die Verf. nicht greifbare E-Mail-Adresse zurückgeschickt und in ausgedrückter Form zur Auswertung überreicht. Eine Nachfassaktion fand nicht statt.

Das Vorgehen bei der Datenauswertung wurde in Kapitel 3.7 erläutert. Die Auswahl von Items zur Auswertung orientierte sich auf solche, die für die Beantwortung der Forschungsfrage und Prüfung der aufgestellten Thesen von zentraler Bedeutung sind. Die Auswahl zielte nicht nur auf die Abbildung der aktuellen Sachlage und möglichen DRG-assoziierten Effekte, sondern sollte auch die DRG-unabhängigen Probleme umfassen. Die gruppenindividuellen Fragen ermöglichen eine vertiefende Betrachtung der Situation. Auf die Gewichtung der Antworten in der Betreuer-Gruppe nach den quantitativen Merkmalen[22] wurde bewusst verzichtet, da ein rein quantitativ orientierter Gewichtsfaktor die Repräsentativität der Substichprobe „Angehörige" um ein Vielfaches mindern würde. Vor der Darstellung der Befragungsergebnisse werden im nächsten Abschnitt die Rücklaufcharakteristik und Strukturmerkmale der Befragten erläutert.

4.3.2 Rücklaufcharakteristik und Strukturmerkmale der Befragungsteilnehmer

Die Fallzahlplanung orientierte sich an den realen Erhebungsmöglichkeiten. Unter Berücksichtigung der üblichen Rücklaufquoten wurde ein Zielwert von mindestens 20 ausgefüllten Fragebögen angestrebt. Über alle Kommunikationswege ergab der Rücklauf insgesamt 45 Fragebögen und fiel bei den Betreuern und Heim-/Pflegeleitungen höher als bei den Ärzten aus. Die gesamte Rücklaufquote von ca. 55% liegt deutlich oberhalb des Durchschnitts. Die Rücklaufcharakteristik für alle Fokusgruppen zeigt die Tabelle 16 und im Anhang 12 graphisch abgebildet.

Tabelle 16. Fragebogenversand: Rücklauf

Fokusgruppe	Rücklaufquoten		
	Verschicke Fragebögen	Rücklauf absolut	Rücklauf in %
B - gesetzliche Betreuer	25	16	64%
H - Heim-/Pflegeleitungen	23	10	43,5%
Ä - Ärzte	34	12	32,43%
S - sonstige Mitarbeiter	0	7	-
Gesamt:	82	45	54,9%

Quelle: eigene Darstellung.

Eine niedrigere Rücklaufquote bei Ärzten ist durch den 0-Rücklauf bei Krankenhausärzten erklärbar. Die Rücklaufstatistik der Ärzte unter Berücksichtigung ihrer institutio-

---

[22] Anzahl der betreuten Personen.

nellen Zugehörigkeit zeigt Anhang 13. Die Strukturmerkmale der Befragungsteilnehmer sind in der Tabelle 17 erfasst.[23]

Tabelle 17. Strukturmerkmale der Befragungsteilnehmer

Fokusgruppe	Anzahl der betreuten Personen mit gMB			
B (n=16)	*1*	*2-5*	*6-8*	*9 und mehr[24]*
Angehörige (n=7)	7	-	-	-
Berufsbetreuer (n=9)	2	1	5	1
	Anzahl der betreuten Personen mit gMB gesamt			*96*
H (n=10)	**Anzahl der Heimbewohner mit gMB im Wohn-/Pflegeheim**			
	10-20	*21-35*	*35-50*	*über 50*
	2	2	2	4
	Anzahl der Personen mit gMB in Heimen gesamt			*über 330*
Ä (n=12)	**Arzt-Patient-Kontakthäufigkeit**			
	fast täglich/täglich	*ca. 1x/Woche*	*ca. 1x/Monat*	*ca. 1x/Quartal*
	10	1 (HA)	1 (HA)	-

HA – Hausarzt. Quelle: eigene Darstellung.

Nach einer Mindestberechnung und unter der Berücksichtigung möglicher Überschneidungen bei den durch die Berufsbetreuer und Heim-/Pflegeleitungen betreuten Personen repräsentieren die Befragten der Teilgruppen B und H insgesamt mehr als 340 Versicherte. Die Strukturmerkmale der Betreuer sind nach der Anzahl der betreuten Personen mit Verhältniszahlen und Graphik, nach der Anzahl der stationären Aufenthalte und die geographische Verteilung der Befragungsteilnehmer können dem Anhang 14, 15 und 16 entnommen werden.

Alle teilnehmenden Ärzte sind Fachärzte, ca. 83% haben eine Berufserfahrung als Fachärzte von 11 und mehr Jahren, 50% mehr als 20 Jahre. Alle Ärzte behandeln regelmäßig die Personen mit gMB, 83% der Ärzte täglich oder fast täglich. Der in Kapitel 3.6 aufgeführten Expertendefinition zufolge können die Befragten der Gruppen H, A und ein Großteil der Gruppe B als Experten gehalten werden. Durch die fehlenden stationären Aufenthalte in 5 Fällen in der B-Gruppe reduzierte sich die Anzahl der zu berücksichtigenden Fragebögen der Betreuer bei der Auswertung der Krankenhausversorgung von 16 auf 11. 7 Fragebögen von Mitarbeiter anderer Berufsgruppen erfüllten nicht die Einschlusskriterien, wurden aus diesem Grund bei der Datenauswertung nicht berücksichtigt und als Gruppe S („sonstige Mitarbeiter") in 3 Schlüsselfragen gesondert ausgewertet. Da mehr als 50 % aller Probanden keine oder keine ausreichende Erfahrung mit behindertenspezialisierten stationären und ambulanten Einrichtungen[25] ange-

---

[23] Im Weiteren werden die Fokusgruppen und Subgruppen auch als Gruppe B (Betreuer), BA (Angehörige), BB (Berufsbetreuer), H (Heim-/Pflegeleitungen) und Ä (Ärzte) bezeichnet.

[24] Eine Person betreut 54 Erwachsenen mit gMB.

[25] Spezialisierte Kliniken und Ambulanzen für Erwachsenen mit gMB, MZEB.

geben hatten, wurde auf die Auswertung der Items zur behindertenspezialisierten Versorgung (Item-Blöcke 2, 5) verzichtet. Nachstehen werden die Befragungsergebnisse differenziert für die stationäre und ambulante Versorgung präsentiert.

4.3.3 Befragungsergebnisse zur Krankenhausversorgung

Die Ergebnisse der ausgewerteten Fragen zur stationären Versorgung sind nachfolgend in der Form einer Häufigkeitstabelle sowie als Graphik präsentiert und erläutert. Die Fragen zu stationären Versorgung sind zusätzlich mit „Q" gekennzeichnet, die Nummerierung folgt fortlaufend. Als mittelmäßig werden im Folgenden die Antworten „eher schlecht" und „schlecht" bezeichnet.

Q1: *Wie beurteilen Sie die Bereitschaft der Ärzte mit Menschen mit gMB zu arbeiten?*

Tabelle 18. Q1: Bereitschaft der Ärzte mit Menschen mit gMB zu arbeiten

Antwort	B		H		Ä		Gesamt	
	Anzahl (n=11)	Prozent	Anzahl (n=10)	Prozent	Anzahl (n=12)	Prozent	Anzahl (n=33)	Prozent
gut	3	27,27%	-	-	2	16,66%	5	15,15%
eher gut	4	36,36%	6	60%	5	41,66%	15	45,45%
eher schlecht	2	18,18%	2	20%	4	33,33%	8	24,24%
schlecht	-	-	2	20%	1	8,33%	3	9,09%
Missing	2	18,18%	-	-	-	-	2	6,06%

Quelle: eigene Darstellung.

Abbildung 2. Q1: Bereitschaft der Ärzte mit Menschen mit gMB zu arbeiten

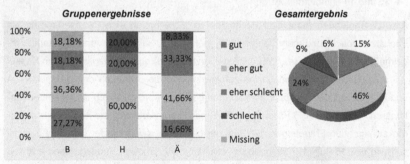

B – Betreuer, H - Heim-/Pflegeleitunen, Ä - Ärzte. Quelle: eigene Darstellung.

Die Mehrzahl (61%) der Befragten bewertete die Bereitschaft der Krankenhausärzte mit der Zielgruppe zu arbeiten als „gut" und „eher gut". Die Einschätzungen aller Fokusgruppen sind übereinstimmend.

Q2: *Wie schätzen Sie die Qualität der medizinischen Versorgung der betreuten Person(en) ein? (Fachkompetenz der Ärzte, Untersuchungs-, Behandlungsmethoden)*

Tabelle 19. Q2: Qualität der medizinischen Versorgung der Zielgruppe

Antwort	B		H		Ä		Gesamt	
	Anzahl (n=11)	Prozent	Anzahl (n=10)	Prozent	Anzahl (n=12)	Prozent	Anzahl (n=33)	Prozent
gut	3	27,27%	-	-	1	8,33%	4	12,12%
eher gut	5	45,45%	7	70%	4	33,33%	16	48,48%
eher schlecht	1	9%	3	30%	6	50%	10	30,3%
schlecht	-	-	-	-	1	8,33%	1	3,03%
Missing	2	18,18%	-	-	-	-	2	6,06%

Quelle: eigene Darstellung.

Abbildung 3. Q2: Qualität der medizinischen Versorgung der Zielgruppe

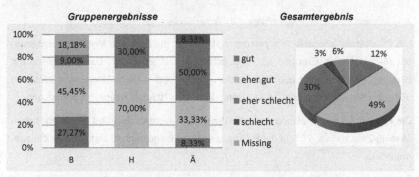

B – Betreuer, H - Heim-/Pflegeleitungen, Ä - Ärzte. Quelle: eigene Darstellung.

Die Qualität der medizinischen Versorgung wird von ca. 60% der Befragten als „gut" und „eher gut" bewertet. Ca. ⅓ der Probanden beantworteten die Frage als „schlecht" und „eher schlecht". In der Ärzte-Gruppe überwiegt deutlich der Anteil von negativen Bewertungen: die Mehrheit (ca. 58%) beurteilt die Qualität der medizinischen Versorgung im mittelmäßigen Bereich.

Q3: *Wie schätzen Sie die Qualität der pflegerischen Versorgung im Krankenhaus ein? (pflegerische Kompetenz und Versorgung)*

Tabelle 20. Q3: Qualität der pflegerischen Versorgung der Zielgruppe

Antwort	B		H		Ä		Gesamt	
	Anzahl (n=11)	Prozent	Anzahl (n=10)	Prozent	Anzahl (n=12)	Prozent	Anzahl (n=33)	Prozent
gut	2	18,18%	-	-	2	16,16%	4	12,12%
eher gut	1	9%	3	30%	1	8,33%	5	15,15%
eher schlecht	5	45,45%	7	70%	6	50%	18	54,55%
schlecht	1	9%	-	-	2	16,66%	3	9,09%
Missing	2	18,18%	-	-	1	8,33%	3	9,09%

Quelle: eigene Darstellung.

Abbildung 4. Q3: Qualität der pflegerischen Versorgung der Zielgruppe

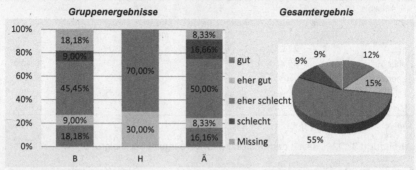

B – Betreuer, H - Heim-/Pflegeleitungen, Ä - Ärzte. Quelle: eigene Darstellung.

Die Qualität der pflegerischen Versorgung bewerten die deutliche Mehrheit der Befragten (64%) in allen Gruppen als „eher schlecht" und „schlecht". Die Ergebnisse der Gruppen H und Ä sind quantitativ nahezu gleich und variieren insgesamt zwischen 54% bei Betreuern und dem schlechtesten Wert von 70% bei Heim-/Pflegeleitungen.

Die Fragen zur Einschätzung der Aufenthaltsdauer wurden aufgrund einer sehr hohen Missing-Zahl von ca. 70% in der B-Gruppe (11 von insgesamt 16 Befragten) nicht ausgewertet.

Q4: *Wie beurteilen Sie den Informationsaustausch zwischen den Behandlern?*

Tabelle 21. Q4: Informationsaustausch zwischen den Behandlern

Antwort	B		H		Ä		Gesamt	
	Anzahl (n=11)	Prozent	Anzahl (n=10)	Prozent	Anzahl (n=12)	Prozent	Anzahl (n=33)	Prozent
gut	2	18,18%	1	10%	-	-	3	9,09%
eher gut	2	18,18%	2	20%	3	25%	7	21,21%
eher schlecht	3	27,27%	5	50%	5	41,66%	13	39,39%
schlecht	1	9%	2	20%	4	33,33%	7	21,21%
Missing	3	27,27%	-	-	-	-	3	9,09%

Quelle: eigene Darstellung.

Die deutliche Mehrheit der Befragten (61%) bewertete den Informationsaustausch zwischen den behandelnden Ärzten als „eher schlecht" und „schlecht" ein. Die höchste negative Bewertung erteilten die Ärzte (75%), gefolgt von 70% der Gruppe „Heim-/Pflegeleitungen". In der Gruppe B ergab sich eine hohe Missing-Zahl von ca. 27%. Die Ergebnisse der Substichproben (Angehörige, Berufsbetreuer) zeigt Anhang 17.

Abbildung 5. Q4: Informationsaustausch zwischen den Behandlern

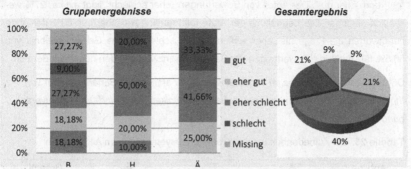

B – Betreuer, H - Heim-/Pflegeleitungen, Ä – Ärzte. Quelle: eigene Darstellung.

Q5: *Wie schätzen Sie die Kompetenz der Ärzte in der Behindertenmedizin ein?*

Diese Frage war im Fragebogen für Heim-/Pflegeleitungen aus methodischen und berufspolitischen Gründen nicht enthalten. Die Gesamtzahl der Probanden reduzierte sich dadurch auf 23.

Tabelle 22. Q5: Kompetenz der Ärzte in der Behindertenmedizin

Antwort	B		H		Ä		Gesamt	
	Anzahl (n=11)	Prozent	Anzahl (n=10)	Prozent	Anzahl (n=12)	Prozent	Anzahl (n=23)	Prozent
gut	3	27,27%			1	8,33%	4	17,4%
eher gut	3	27,27%			1	8,33%	4	17,4%
eher schlecht	3	27,27%	*im Fragebogen nicht enthalten*		9	75%	12	52,17%
schlecht	-	-			1	8,33%	1	4,35%
Missing	2	18,18%			-	-	2	8,7%

Quelle: eigene Darstellung.

Abbildung 6. Q5: Kompetenz der Ärzte in der Behindertenmedizin

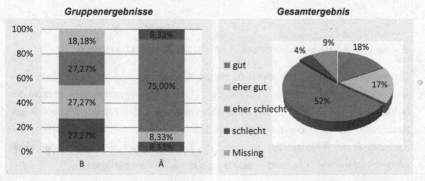

B – Betreuer, H - Heim-/Pflegeleitungen, Ä – Ärzte. Quelle: eigene Darstellung.

55% der Betreuer beurteilen die Kompetenz der Ärzte in der Behindertenmedizin als "gut" und „eher gut". Der Anteil von Bewertungen „eher schlecht" liegt mit ca. 27% wesentlich niedriger. Die Beurteilung der Ärzte fällt deutlich kritischer auf: 83% der Ärzte beantworten die Frage als „eher schlecht" und „schlecht". Das Gesamtergebnis von 56,5% fällt durch die Bewertungen der Betreuer grenzwertig in den negativen Bereich.

Q6: *Wie zufrieden sind Sie im Allgemeinen mit der stationären Behandlung der von Ihnen betreuten Person(en) in Krankenhäusern/Kliniken der Grund- und Regelversorgung?*

Tabelle 23. Q6: Zufriedenheit mit der Krankenhausversorgung im Allgemeinen

Antwort	B		H		Ä		Gesamt	
	An-zahl (n=11	Prozent	Anzahl (n=10)	Prozent	Anzahl (n=12)	Prozent	Anzahl (n=33)	Prozent
zufrieden	4	36,36%	-	-	2	16,66%	6	18,18%
eher zufrieden	2	18,18%	2	20%	2	16,66%	6	18,18%
eher unzufrieden	3	27,27%	5	50%	6	50%	14	42,24%
unzufrieden	-	-	3	30%	2	16,66%	5	15,15%
Missing	2	18,18%	-	-	-	-	2	6,06%

Quelle: eigene Darstellung.

Abbildung 7. Q6: Zufriedenheit der mit der Krankenhausversorgung im Allgemeinen

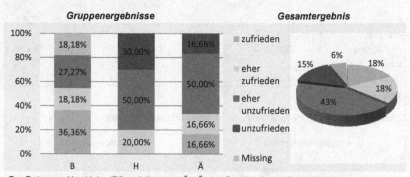

B – Betreuer, H - Heim-/Pflegeleitungen, Ä - Ärzte. Quelle: eigene Darstellung.

Der Anteil aller Befragungsteilnehmer, die die Krankenhausversorgung der Zielgruppe als zufriedenstellend beurteilen, lag bei ca. ⅓ (36%). Die Antworten der Mehrzahl der Befragten (ca. 58%) fielen in den mittelmäßigen Bereich. Die Zufriedenheitswerte unterscheiden sich unter den Fokusgruppen deutlich: 54% der Betreuer sind tendenziell zufrieden, in der Ä-Gruppe lag der Anteil der zufriedenstellenden Bewertungen exakt bei dem ⅓ der Ärzte (33%) und in der Gruppe H mit 20% am geringsten.

4.3.4 Gruppenspezifika

Für jede Fokusgruppe beinhaltete der Fragebogen gruppenindividuelle Fragen.[26] Die Frage für die Betreuer sollte die Kommunikation abbilden. Zur besseren Veranschaulichung der Ergebnisse ist die graphische Darstellung der Ergebnisse in die jeweilige Antwortstabelle integriert.

QB-1: *Wie beurteilen Sie das Einbeziehen des rechtlichen Vertreters in den Behandlungsprozess? (Information, Diagnostik- und Therapieplanung)*

Tabelle 24. QB-1: Einbeziehung des Betreuers in den Behandlungsprozess

Antwort	BA	BB	Gesamt B		
	Anzahl (n=3)	Anzahl (n=8)	Anzahl (n=11)	Prozent	
gut	1	3	4	36,36%	
eher gut	1	-	1	9%	
eher schlecht	-	3	3	27,27%	
schlecht	-	1	1	9%	
Missing	1	1	2	18,18%	

Quelle: eigene Darstellung.

Ca. 46% der Betreuer beurteilen das Einbeziehen des Betreuers in den Behandlungsprozess positiv, ca. ⅓ als „eher schlecht" und „schlecht". Hierbei ist zu vermerken, dass gute Informiertheit der Betreuer besonders in Notfällen relevant ist, wenn lebenswichtige Entscheidungen unverzüglich getroffen werden müssen.

Die Fragen für die Gruppe H zielten auf die Erfassung der Pflegequalität und Leistungsverlagerungseffekte anhand der Beurteilung des Pflegezustandes, medizinischen und Pflegebedarfs der Heimbewohner nach ihrer stationären Entlassung.

QH-1: *Wie beurteilen Sie im Allgemeinen den Pflegezustand der Heimbewohner nach der Entlassung aus der stationären Behandlung?*

Tabelle 25. QH-1: Pflegezustand der Heimbewohner nach der Entlassung

Antwort	Gruppe H		
	Anzahl (n=10)	Prozent	
gut	-	-	
eher gut	3	30%	
eher schlecht	5	50%	
schlecht	2	20%	
Missing	-	-	

Quelle: eigene Darstellung.

---

[26] Die gruppenindividuellen Fragen sind zusätzlich mit dem Buchstaben der Fokusgruppe gekennzeichnet.

Die eindeutige Mehrheit (70%) der Heim-/Pflegeleitungen beurteilt den Pflegezustand der Heimbewohner nach der stationären Entlassung als „eher schlecht" und „schlecht".

QH-2: *Wie beurteilen Sie im Allgemeinen den medizinischen und Pflegebedarf der Heimbewohner nach der Entlassung aus stationärer Behandlung? (z. B. Wundpflege, Medikamenten zur Thromboseprophylaxe etc.)*

Tabelle 26. QH-2: Medizinischer und Pflegebedarf nach der Entlassung

Antwort	Gruppe H	
	Anzahl (n=10)	Prozent
unverändert	7	70%
mehr	2	20%
weniger	1	10%
Missing	-	

- weniger
- unverändert
- mehr

Quelle: eigene Darstellung.

Der medizinische und Pflegebedarf der Heimbewohner nach der Entlassung wird von der großen Mehrheit der H-Gruppe (80%) als gleichbleibend oder weniger gewertet.

Die gruppenspezifischen Fragen für die Ärzte waren auf den Zugang zur stationären Versorgung im Notfall und bei den elektiven Aufnahmen bezogen. Diese Fragen zielten auf die Erfassung einer möglichen versteckten Patientenselektion der Krankenhäuser.

QÄ-1: *Wie leicht oder schwierig gestaltet sich die stationäre Aufnahme in einem Notfall?*

Tabelle 27. QÄ-1: Zugang zur stationären Aufnahme im Notfall

Antwort	Gruppe Ä	
	Anzahl (n=12)	Prozent
gut	3	25%
eher gut	2	16,66%
eher schlecht	6 (LÄ-4)	50%
schlecht	1	8,33%
Missing	-	-

- gut
- eher gut
- eher schlecht
- schlecht

LÄ – leitende Ärzte. Quelle: eigene Darstellung.

Die Mehrheit der Ärzte (58%) beurteilte die Gestaltung einer notfallmäßigen stationären Aufnahme der Personen der Zielgruppe als „eher schlecht" und „schlecht". Alle leitenden Ärzte (insgesamt 4) beantworten diese Frage im negativen Bereich.

QÄ-2: *Wie leicht oder schwierig gestaltet sich eine elektive stationäre Aufnahme, z. B. zur diagnostischen Abklärung, Therapieeinstellung etc.?*

Tabelle 28. QÄ-2: Zugang zur elektiven stationären Aufnahme

Antwort	Gruppe Ä		
	Anzahl (n=12)	Prozent	
gut	3	25%	
eher gut	3 *(LÄ-1)*	25%	
eher schlecht	3 *(LÄ-3)*	25%	
schlecht	3	25%	
Missing	-	-	

LÄ – leitende Ärzte. Quelle: eigene Darstellung

Zufriedenstellende und negative Bewertungen des Zugangs zur elektiven stationären Aufnahme halten sich die Waage, wobei 75 % der leitenden Ärzte beantworten die Frage im mittelmäßigen Bereich. Dieses Ergebnis kann vermutlich durch die verschiedenen Fachrichtungen erklärt werden, mit denen die Ärzte ihre Erfahrungen hatten. So kann sich z. B. die Aufnahmebereitschaft der chirurgischen, internistischen und neurologischen Abteilungen/Kliniken erheblich voneinander unterscheiden.

QÄ-3: *Wie beurteilen Sie im Allgemeinen den medizinischen und pflegerischen Bedarf dieser Personen nach der Entlassung? (Wundpflege, Thromboseprophylaxe etc.)*

Tabelle 29. QÄ-3: Medizinischer und pflegerischer Bedarf nach der Entlassung

Antwort	Gruppe Ä		
	Anzahl (n=12)	Prozent	
unverändert	2	16,66%	
mehr Aufwand	7	58,33%	
wie bei anderen Pat.	1	8,33%	
keine Aussage	2	16,66%	

Quelle: eigene Darstellung.

Die Ärzte beantworteten diese Frage anders als die Heim-/Pflegeleitungen (Frage QH-2). Die Mehrheit der Ärzte (ca. 58%) ist der Meinung, dass nach der Entlassung aus stationärer Behandlung ein medizinischer und pflegerischer Mehrbedarf entsteht. Die Bewertungen der Ärzte zeigen hierbei keine Übereinstimmung mit den Einschätzungen der Heim-/Pflegeleitungen. Eine tiefergreifende Analyse dieser Ergebnisse erfolgt in Kapitel 4.4.

4.3.5 Ambulante Versorgung und sonstige Ergebnisse

Bei der ambulanten Versorgung wurden die hausärztliche und Facharztversorgung getrennt untersucht, die Ergebnisse im Einzelnen können dem Anhang 18 und 19 entnommen werden. Die Fragen zur *Hausarztversorgung* erbrachten folgende Ergebnisse:

- die Bereitschaft der Hausärzte, mit der Zielgruppe zu arbeiten, wurde von Probanden der Gruppen B (81%) und H (70%) sehr hoch bewertet, die deutliche Mehrheit der Befragten, jeweils 62% und 70% hatte keine Schwierigkeiten, einen Hausarzt zu finden [27]

- die Kompetenz der Hausärzte in der Behindertenmedizin wurde insgesamt von der eindeutigen Mehrheit (60%) der Probanden der H-Gruppe positiv bewertet. Diese Meinung teilten nur 44% der Betreuer, 38% positionierten sich im mittelmäßigen Bereich bei einer hohen Missing-Zahl von rund 19% [28]

- die Regelmäßigkeit von Kontroll- und Vorsorgeuntersuchungen wurde von der deutlichen Mehrheit der Betreuer (75%) und Heim-/Pflegeleitungen (70%) positiv bewertet. 75% der Ärzte halten die Durchführung von Vorsorgemaßnahmen für unzureichend

- die hausärztliche Versorgung im Allgemeinen wird von der Mehrheit aller Befragten (55%) als positiv bewertet. Dabei fiel die Beurteilung der Ärzte (67%) und Heim-/Pflegeleitungen (70%) deutlich besser als von Betreuern (37,5%) auf, bei denen die Missing-Zahl mit 19% hoch war. 44% der Betreuer bewerteten die Hausarztversorgung im mittelmäßigen Bereich.

Die Antworten zur *ambulanten Facharztversorgung* zeigen das folgende Bild:

- 44% der Betreuer, 40% der Heim-/Pflegeleitungen und 58% der Ärzte gaben die Schwierigkeiten an, einen niedergelassenen Facharzt zu finden

- 63% der Betreuer und 70% der Heim-/Pflegeleitungen bewerten die Bereitschaft der niedergelassenen Fachärzte, mit der Zielgruppe zu arbeiten, positiv. Die Einschätzungen der Ärzte waren mit 50% etwas kritischer und halten sich die Waage

- 56% der Betreuer und 40% der Heim-/Pflegeleitungen schätzen die Kompetenz der niedergelassenen Fachärzte in der Behindertenmedizin als „gut" und „eher gut" ein

- 44% der Betreuer, 40% der Heim-/Pflegeleitungen und 50% der Ärzte bewerteten den Informationsaustausch im ambulanten Bereich als zufriedenstellend. In der B-Gruppe lag die Missing-Zahl mit 25% hoch. Im Allgemeinen wird die ambulante Facharztversorgung mit knapper Mehrheit (53%) positiv bewertet. Die Antworten der deutlichen Mehrheit der Ärzte (ca. 2/3) lagen hingegen im mittelmäßigen Bereich.

---

[27] Diese Frage war im Fragebogen für Ärzte wegen fehlender Einschätzungsmöglichkeiten nicht enthalten.
[28] Die Kompetenz-Frage war im Fragebogen für Ärzte aus methodischen Gründen nicht enthalten.

Am Ende des Fragebogens wurden die Probanden nach ihrer Meinung zur Wichtigkeit der Kenntnisse der Ärzte in der Behindertenmedizin gefragt. Anhand des berechneten Mittelwertes wurde diesem Thema die höchste Priorität von der H-Gruppe beigemessen, gefolgt von der B-Gruppe. Der niedrigste Wert in der Ärzte-Gruppe ist auf einen hohen Missing-Wert von 30% zurückzuführen. Darüber hinaus wurden die Ärzte nach ihrer Einstellung zum Thema Priorisierung in der Medizin gefragt. Die Frage zielte auf die Einschätzung der Aktualität des Themas in der Ärzteschaft. 50% der Befragten verzichteten auf die Aussage („keine Aussage", Missing). Die andere Hälfte stimmte größtenteils für die Thematisierung des Problems. Die Ergebnisse dieser zwei Fragen sind im Anhang 20 und 21 aufgeführt.

Bei Kommentaren im freien Textfeld am Ende des Fragebogens dominierten folgende Inhaltskategorien, dargestellt in der Rangfolge nach ihrer Häufigkeit: ambulante Facharztversorgung, Informationsaustausch, Kompetenz der Ärzte in der Behindertenmedizin. Zusätzlich artikuliert wurden Probleme bei der psychiatrischen Versorgung der Zielgruppe, zu schnelle Medikalisierung, MZEB als neue ambulante Strukturen. Die Ergebnisse der Inhaltsanalyse und Kommentare können dem Anhang 22 und 23 entnommen werden. Die 7 zugesandten Fragebögen von Repräsentanten anderer Berufsgruppen (Gruppe S) wurden nur in drei Hauptfragen zur Krankenhausversorgung ausgewertet: Qualität der medizinischen und pflegerischen Versorgung, Zufriedenheit mit der Krankenhausversorgung im Allgemeinen (siehe Anhang 24). Diese Fragen wurden in der Gruppe S nahezu einstimmig im mittelmäßigen Bereich beantwortet.

4.3.6 Fazit

Zusammenfassend erbrachte die standardisierte Befragung folgende Ergebnisse zur Krankenhaus- und ambulanten Versorgung der Zielgruppe:

- eine deutliche Mehrheit der Probanden (60%) ist der Meinung, dass die Bereitschaft der Krankenhausärzte mit der Zielgruppe zu arbeiten hoch ist („gut" und „eher gut")

- die Mehrzahl der Befragten (60%) bewertete die medizinische Qualität der Krankenhausversorgung der Zielgruppe als „eher gut" und „gut". Die Mehrheit der Ärzte (58%) beantwortete diese Frage hingegen im mittelmäßigen Bereich („eher schlecht" und „schlecht") und somit wesentlich kritischer als die Betreuer und Heim-/Pflegeleitungen, die mit großer Mehrheit die Frage (jeweils 73% und 70%) positiv beurteilten

- die Qualität der pflegerischen Versorgung im Krankenhaus wurde von der deutlichen Mehrheit der Befragten (64%) im mittelmäßigen Bereich bewertet, besonders kritisch von Heim-/Pflegeleitungen (70%). Das Ergebnis stimmt exakt mit der Beurteilung des Pflegezustandes der Heimbewohner nach der Krankenhausentlassung überein

- die Mehrzahl der Ärzte (58%) und 100% der leitenden Ärzte sind der Meinung, dass für die Zielgruppe eine stationäre Aufnahme im Notfall mit Schwierigkeiten verbunden ist. Die elektiven Aufnahmen gestalten sich etwas weniger problematisch, jedoch für 50% der Ärzte und 75% der leitenden Ärzte immerhin „schlecht" und „eher schlecht"

- die Mehrheit der Ärzte (58%, d. h. 75% der leitenden Ärzte) sehen unabhängig von ihrer institutionellen Herkunft einen medizinischen und pflegerischen Mehraufwand nach der Entlassung der Patienten der Zielgruppe aus dem Krankenhaus

- eine große Mehrheit (61%) aller Befragten bewerten den Informationsaustausch mit dem Krankenhausbereich negativ, besonders kritisch die Ärzte (75%) und Heim-/Pflegeleitungen (70%). Für den ambulanten Bereich fiel das Ergebnis mit jeweils 45% und 50% weniger kritischer aus

- die Mehrzahl aller Befragungsteilnehmer (56%), in der Ärzte-Gruppe die große Mehrheit (83%) bewerten die Kompetenz der Krankenhausärzte in der Behindertenmedizin als mittelmäßig („eher schlecht")

- die Mehrzahl der Befragten (57%) ist mit der stationären Versorgung der Zielgruppe im Allgemeinen eher unzufrieden und unzufrieden. Die Gruppe Heim-/Pflegeleitungen votierte mit 80% am kritischsten. Auch die deutliche Mehrheit der Ärzte (66%) ist mit der Krankenhausversorgung der Zielgruppe „eher unzufrieden" und „unzufrieden"

- die hausärztliche Versorgung der Zielgruppe wird von der Mehrzahl aller Befragten (55%) und von allen Teilgruppen übereinstimmend positiv bewertet

- bei der Beurteilung der Facharztversorgung im Allgemeinen gibt es unterschiedliche Auffassungen der Fokusgruppen: die Mehrheit der Ärzte (58%) bewertet diese Frage im mittelmäßigen Bereich („eher schlecht") und damit wesentlich kritischer als andere Teilnehmer mit jeweils 56% (Betreuer) und 70% (Heim-/Pflegeleitungen) positiven Bewertungen („gut" und „eher gut"). Laut allen Fokusgruppen, vor allem derjenigen der Ärzte, besteht die Schwierigkeit darin, einen Facharzt für die Zielgruppe zu finden

- in Kommentaren dominierten folgende Inhaltskategorien, dargestellt in der Rangfolge nach ihrer Häufigkeit: „ambulante Facharztversorgung", „Informationsaustausch", „Kompetenz der Ärzte in der Behindertenmedizin".

Abschließend soll nochmals hervorgehoben werden, dass der Großteil der Befragten das Expertenniveau aufweist und die Fokusgruppen „Betreuer" und „Heim-/Pflegeleitungen" insgesamt mehr als 340 Versicherte repräsentieren. Das nachstehende Kapitel befasst sich mit der Analyse von theoretisch und empirisch erhobenen Daten. Auf dieser Grundlage werden die Forschungsfrage beantwortet und die aufgestellten Thesen geprüft.

4.4   Analyse der Daten

Das vorliegende Kapitel beginnt mit der Reflexion der Literaturdaten und der Analyse der Befragungsergebnisse. Darauf folgt eine zusammenführende Analyse der gewonnenen theoretischen und empirischen Erkenntnisse, welche die Basis für die Kostenanalyse bildet. Abschließend werden Schlussfolgerungen formuliert, die Forschungsfrage beantwortet und die aufgestellten Thesen geprüft.

4.4.1   Zusammenfassende Reflexion der Literaturdaten

In dieser Thesis wurden wissenschaftliche Publikationen in zwei Forschungsgebieten herangezogen: zu DRG-Anreizwirkungen und medizinischer Versorgung der Zielgruppe. Die zusammenfassende analytische Reflexion der Literaturdaten bildet die Grundlage für eine zusammenführende Analyse der theoretischen und Befragungsergebnisse zur Beantwortung der Forschungsfrage und Prüfung der aufgestellten Thesen.

Zu DRG-Anreizwirkungen ergab die neueste DRG-Forschung folgende Erkenntnisse: Das Verhalten der Krankenhäuser unterliegt dem betriebswirtschaftlichen Primat. Die *Mengenausweitung* stellt eine der zentralen DRG-Anreizwirkungen dar und wird durch Nachfragefaktoren nur zu einem geringen Teil erklärt. Die Krankenhäuser versuchen die Fallzahlen, insbesondere Fälle mit einer kurzen Verweildauer, zu erhöhen (vgl. Busse, 2015, S. 9, 11, 35; Thomas et al., 2013, S. 242; Amelung, 2012, S. 191). Die mittlere Verweildauer nimmt kontinuierlich ab, daraus resultieren frühere Entlassungen. Experten gehen davon aus, dass eine weitere Optimierung der Krankenhausorganisation stattfinden und die mittlere Verweildauer auch künftig senken wird (vgl. Roland Berger, 2016, S. 21; Roeder, Franz, 2014, S. 33). Die *Verweildauerkürzung* bewirkte eine Arbeitsverdichtung, Standardisierung und Prozessbeschleunigungen im Krankenhaus. Der Personalabbau im Pflegebereich zusammen mit der Arbeitsverdichtung hat zu *Verschlechterung der Pflegequalität* der Patientenversorgung geführt (vgl. Braun 2014, S. 98; Roeder, Franz, 2014, S. 30, Glaeske, 2009, S. 15). Die *Priorisierung und Rationierung* der Leistungen finden in Krankenhäusern aller Trägerschaft im ärztlichen sowie im Pflegebereich statt und beschränken sich nicht auf die kostenintensiven Bereiche. Die Priorisierungskriterien unterscheiden sich von Arzt zu Arzt, die Benachteiligung bestimmter Patienten ist dadurch möglich (vgl. Reifferscheid, 2015a, S. 129, 134; Zander et al., 2014, S. 727; Strech, 2014, S. 18 f.; Strech, 2010, S. 6 f., 11). Geistige Behinderung ist dabei einer von den häufigsten Rationierungs- und Priorisierungskriterien (vgl. Hurst et al., 2006, zit. n. Marckmann, Strech, 2009, S. 22).

Bislang konnten *keine negativen Auswirkungen des DRG-Systems auf die Behandlungsqualität* nachgewiesen werden (vgl. IneK, 2013, S. XVII; Reifferscheid et al., 2013, S. 17; Sens, 2009, S. 249 f.). Die Risikoselektion multimorbider, behinderter und chronisch kranker Patienten kann nicht ausgeschlossen werden (vgl. Amelung, 2012, S. 191). Zudem kann soziale Stellung des Patienten im System eine Rolle bei der Festlegung des Versorgungsbedarfs spielen (vgl. Vogd, 2014, S. 253). In dieser Hinsicht bilden diese Patienten eine Risikogruppe. Es mangelt an Studien, die Fortsetzung der DRG-begleitenden Versorgungsforschung wird empfohlen (vgl. IneK, 2013, S. XVIII; Braun, 2014, S. 111; Slotala, 2014, S. 214). Spezielle Patientenpopulationen sind in solchen Studien deutlich unterrepräsentiert (vgl. Schütte, Schmies, 2014, S. 799; RKI, 2015, S. 132). Außerdem unterscheiden sich die Auffassungen der verschiedenen Berufsgruppen bei Qualitätsbewertungen erheblich (vgl. Sens, 2009, S. 549 f.).[29]

Intersektorale Verlagerungseffekte in den Reha- und Pflegebereichen wurden empirisch bestätigt (vgl. Eiff, Schüring 2011, S. 1165; Hilgers, 2011, S. 113). Die Qualitätseinbuße und das Risiko für die Patientenversorgung sind dadurch nicht bekannt geworden (vgl. Thomas et al., 2014, S. 16; Thomas et al., 2013, S. 243). Die in den ambulanten Bereich ausgelagerten therapeutischen, pflegerischen und diagnostischen Prozesse müssen ebenso finanziert werden, für gesundheitsökonomische Evaluationen der Verlagerungseffekte fehlen jedoch die Kriterien und Messmethoden (vgl. Korzilius, 2010). Während Thomas et al. in der intersektoralen Leistungsverlagerung eine gewünschte „Ambulatisierung" der Leistungserbringung sehen, lässt sich diese Behauptung dadurch entkräften, dass mit der Leistungsverlagerung bei bestehenden Fallzahlsteigerungen das Prinzip *„ambulant vor stationär"* in die Tatsache *„stationär und ambulant"* umgewandelt ist. Konkret bedeutet das, dass sowohl die Krankenhausbehandlungskosten als auch die Kosten für die ambulante Behandlung entstehen, indem alle beteiligten Akteure ihre Gewinne maximieren, anstatt die stationäre Behandlung bzw. derer Kosten primär durch eine effektive ambulante Versorgung zu vermeiden oder zu reduzieren. Die Beobachtung, dass die stationären Akutaufnahmen hervorragend funktionieren, ist ein indirekter Hinweis für diese Entwicklung (vgl. Keller-Janker, 2014, S. 294). Überdies verstärkt die Leistungsverlagerung den Anreiz zur Patientenselektion im ambulanten Bereich (vgl. Köchert, 2014, S. 311 f., 315).

Eine *Verschlechterung des Informationsflusses und der Schnittstellenproblematik*, die an sich bei der Behindertenversorgung keine neuen Phänomene sind, wurde empirisch bestätigt. Ein Zusammenhang mit DRG-Anreizwirkungen wird vermutet, ist jedoch nicht belegt (vgl. Thomas et al., 2014, S. 15; Braun et al., 2010a, S. 20 f., Sens, 2009, S. 551). Die Ursache dafür kann gleichermaßen ein fehlendes Interesse der Versorger an einer echten Kooperation aufgrund der bestehenden konträren Interessen und Verteilungskonflikten in einem sektoralgetrennten Gesundheitssystem sein (vgl. Gerlach, 2016, S. 1; Heyen, Reiß, 2014a, S. 248).

---

[29] ggf. von Krankenhausleitungen, Mitarbeitern und Zuweisern (vgl. Sens, 2009, S. 549 f.).

Jenseits des DRG-Systems zeigt sich eine unkontrollierte Mengen- und Leistungsausweitung bei stationären und ambulanten Angeboten der psychiatrischen Kliniken. Eine an die wirtschaftlichen Anreize orientierte psychiatrische Versorgung stellt speziell für die Zielgruppe durch einen nahezu ungehinderten Zugang der Leistungserbringer zu diesen Patienten das Risiko für negative gesundheitliche Folgen dar und bedeutet für Kostenträger weitere Ausgabensteigerungen.

Fasst man die Ergebnisse der verfügbaren Studien zur medizinischen Versorgung der Zielgruppe zusammen, so können folgende Aussagen getroffen werden:

Als zentrale und am häufigsten genannte Probleme im Krankenhausbereich erwiesen sich eine *mangelnde Kompetenz der Ärzte in der Behindertenmedizin, mangelhafte Pflegeversorgung* und *ein defizitärer Informationsaustausch.* Die Problemfelder Kommunikation, Umgang, Schnittstellen, Entlassungsmanagement sind diesen drei zentralen Problembereichen zuzuordnen. Die einzelnen Angaben zum erschwerten Zugang zur Krankenhausversorgung können auf eine Patientenselektion hindeuten, die Evidenzlage ist jedoch weitestgehend unzureichend. Im Widerspruch zueinander stehen die Daten zur medizinischen Versorgungsqualität der Zielgruppe im Krankenhaus. So berichten Blum, Steffen (2011) und Schäfer-Walkmann et al. (2014) über eine hohe Zufriedenheit der Befragten. Hasseler betrachtet die medizinische Versorgung im Akutkrankenhaus als defizitär (vgl. Hasseler, 2015b, s. 217). Die Gründe für divergierende Ergebnisse können vielfältig sein: regionale Unterschiede in der Krankenhauslandschaft, Krankenhausspezifika, Erfassungsmethoden, Auswahl der Probanden etc. Es fiel auf, dass frühere Entlassungen in Studien kaum im Vergleich zum ungeregelten Entlassungsmanagement problematisiert wurden. Daraus lässt sich schließen, dass dem suffizienten Informationsaustausch eine bedeutend höhere Priorität eingeräumt wird. Abgesehen von der mangelhaften Pflegeversorgung zeigen sich im ambulanten Bereich identische Probleme wie im Krankenhaus. Der Großteil der Studien und Expertendarstellungen wurden zwischen 2010 und 2013 veröffentlicht, danach ist eine Abnahme der Publikationen zu verzeichnen. Die Daten aus der Schweiz und Österreich zeigen viele Gemeinsamkeiten mit Studiendaten in Deutschland, jedoch in unterschiedlicher Ausprägung. Die Studiendaten aus dem Jahr 2002 zeigen die identischen Probleme in dem Kommunikations- und Kompetenzbereich, bei der ambulanten Facharztversorgung und liefern zusammen mit der Studie von Simon (2001) Hinweise auf eine versteckte Patientenselektion in der Zeit vor der DRG-Einführung (vgl. Abendroth et al., 2002, S. 19; Simon, 2001, S. 49 f., 73 f.).

Auf der Basis der publizierten Literatur in dem untersuchten Forschungsgebiet bleibt die Frage nach dem Zusammenhang zwischen den identifizierten Versorgungsproblemen der Zielgruppe und DRG-Anreizwirkungen offen. Die folgenden DRG-Auswirkun-

gen sind dabei nicht hinreichend geklärt: zur medizinischen Qualität der Krankenhausversorgung der Zielgruppe liegen widersprüchliche Daten vor, die Daten für eine mögliche Patientenselektion und zu Auswirkungen der Versorgungsprobleme auf die gemeinwirtschaftlichen Kosten fehlen. Die meisten Studien über die Versorgungssituation
der Zielgruppe bilden nicht mehr den aktuellsten Stand. Die Beantwortung der Forschungsfrage erfolgt basierend auf der zusammenführenden Analyse der gewonnen
Erkenntnisse und aktuellen Befragungsdaten mit einem intertemporalen Datenvergleich und schließt die Kostenanalyse mit ein.

4.4.2 Analyse der Befragungsergebnisse

Die Befragung der gesetzlichen Betreuer, Heim-/Pflegeleitungen und der Ärzte erbrachte folgende Ergebnisse:

Die *allgemeine Zufriedenheit mit der Krankenhausversorgung* der Zielgruppe bewertete
die Mehrheit der Befragten (57%) als „unzufrieden" und „eher unzufrieden". Am größten ist die Unzufriedenheit (80%) in der Gruppe „Heim-/Pflegeleitungen", die aus-
schließlich Heimbewohner betreut. Die Ärzte bewerteten die stationäre Versorgung der
Zielgruppe etwas weniger kritisch, jedoch mit einer deutlichen Mehrheit (66%) im mittelmäßigen Bereich. Die knapp positive Einschätzung der Betreuer (54%) relativiert
sich dadurch, dass rund ⅓ der Betreuer (5 von 16) keine Erfahrung mit der stationären
Behandlung angegeben haben und die Missing-Zahl von 18% zu hoch ist, um eine
eindeutige Aussage ableiten zu können.

Im Kontrast zu diesen Ergebnissen wird die *medizinische Qualität der Krankenhausversorgung* der Zielgruppe von der deutlichen Mehrheit der Befragten positiv (60%)
bewertet. Betrachtet man nur die Teilgruppen „Betreuer" und „Heim-/Pflegeleitungen",
so liegen die Zufriedenheitswerte jeweils bei 73% und 70%. Die Mehrheit der Ärzte
(58%) votierte in dieser Kategorie im mittelmäßigen Bereich. Diese kritische Einschätzung ist einerseits auf den fachlichen Hintergrund zurückzuführen, anderseits werden
Ärzte im Versorgungsalltag mit diversen Problemen konfrontiert, von denen die anderen Teilgruppen nicht unmittelbar betroffen sind, z. B. der Zugang zur stationären Versorgung oder die Kommunikation auf der Arztebene. Um diese Bewertung der Ärzte
weiter erklären zu können, wurde eine Korrelationsanalyse zur Prüfung möglicher Zusammenhänge zwischen dieser Bewertung und den zwei anderen Fragen durchgeführt. Dabei wurden eine „DRG-neutrale" und eine „DRG-bezogene" Frage ausgewählt:
jeweils zur Kompetenz der Krankenhausärzte in der Behindertenmedizin (*Frage 1*) und
die Frage nach dem Zugang zur stationären Versorgung im Notfall (*Frage 2*). Die Korrelationsanalyse erfolgte durch die Bestimmung des Rangkorrelationskoeffizientes
nach Spearman. Für die *Frage 1* („Kompetenz"-Frage) ergab sich ein Rangkorrelationskoeffizient ($\rho 1$) von 0,98 und zeigte damit einen sehr starken positiven Zusammen-

hang zwischen den Rangordnungen zu beiden Variablen. Mit anderen Wörtern besteht bei den Antworten der Ärzte eine nahezu perfekte positive Korrelation zwischen der Bewertung der Kompetenz in der Behindertenmedizin der Krankenhausärzte und Beurteilung der medizinischen Versorgungsqualität. Auf beide Fragen lagen die Antworten der großen Mehrheit der Ärzte (83%) im mittelmäßigen Bereich. Für die *Frage 2* liegt der Rangkorrelationskoeffizient ($\rho 2$) bei 0,58 und spricht daher für eine mittelstarke Korrelation zwischen den Bewertungen der Qualität der medizinischen Versorgung und des Zugangs zur Krankenhausversorgung im Notfall. Die Berechnungsformel und die Variablentabellen zeigt Anhang 25. Die Ergebnisse der Korrelationsanalyse erklären zum einen das abweichende Ergebnis in der Ärzte-Gruppe, das durch den fachlichen Hintergrund leicht nachvollziehbar ist. Zum anderen zeigen sie, dass die Kompetenz in der Behindertenmedizin für die Beurteilung der medizinischen Qualität ausschlaggebend ist und somit auch einen fehlenden Bezug derer negativen Einschätzung zu DRG-Anreizwirkungen aufweist. Die mittelstarke Korrelation bei der *Frage 2* deutet darauf hin, dass ein problematischer Zugang zur Krankenhausversorgung als eine mögliche DRG-Anreizwirkung für die Ärzte eine geringere Relevanz als die Kompetenz-Frage bei der Beurteilung der medizinischen Qualität hat. Für die Aussage zur Veränderung der medizinischen Qualität der Krankenhausversorgung ist ein intertemporaler Datenvergleich erforderlich, der im Rahmen der zusammenführenden Analyse der Daten erfolgt.

Im Kontrast zur medizinischen Qualität wird die *Pflegequalität im Krankenhaus* von der deutlichen Mehrheit der Befragten (64%) im mittelmäßigen Bereich bewertet, am kritischsten in der H-Gruppe (70%). Der letzte Wert korrespondiert exakt mit der negativen Beurteilung des *Pflegezustandes der Heimbewohner nach der Entlassung* und spricht dafür, dass die Pflegeversorgung der Heimbewohner im Krankenhaus mehr Mängel als bei anderen Patienten der Zielgruppe haben kann. Der *medizinische und Pflegebedarf* der Heimbewohner nach der Entlassung wird von der großen Mehrheit der H-Gruppe (80%) als gleichbleibend oder auch als geringer eingeschätzt. Die auf den ersten Blick widersprüchlichen Ergebnisse dieser Fragen lassen jedoch schlussfolgern, dass der Pflegemangel nach der Entlassung kurzfristig aufgefangen und das frühere oder sogar ein besseres Niveau erreicht wird, was mit der Einschätzung der medizinischen Qualität korrespondiert. Anderseits sieht die Mehrheit der Ärzte (58%, davon 75% der leitenden Ärzte einen medizinischen und pflegerischen Mehrbedarf nach der Krankenhausentlassung dieser Patienten, der für eine Leistungsverlagerung im ärztlichen bzw. medizinischen Bereich inter- sowie intrasektoral spricht. Die mit der H-Gruppe divergierenden Ergebnisse können dadurch erklärt werden, dass die Pflegekräfte berufsbedingt primär den pflegerischen Aufwand betrachten und bei den Ärzten vordergründig der medizinische Bedarf im Fokus steht.

Dass die *Gestaltung einer stationären Aufnahme im Notfall* für die Mehrheit der Ärzte (58%) und für alle leitenden Ärzte mit Schwierigkeiten verbunden ist, deutet auf das Selektionsverhalten der Krankenhäuser hin. Die weniger problematischen *elektiven Aufnahmen*, jedoch immerhin für die Hälfte der Ärzte und ¾ der leitenden Ärzte mit Schwierigkeiten verbunden, sind einerseits dadurch erklärbar, dass die Krankenhäuser in diesem Fall mehr Zeit haben, die internen Gegebenheiten an solche Patienten anzupassen. Anderseits können sich diese Erfahrungen nach der Fachrichtung, Kooperationsgestaltung sowie Fallkomplexität unterscheiden. Schlussfolgernd sprechen diese Daten für eine versteckte Patientenselektion.

Als ein großer Problembereich für die deutliche Mehrheit der Ärzte (75%) und der Heim-/Pflegeleitungen (70%) stellt sich ein *defizitärer Informationsaustausch* bei der Krankenhausversorgung heraus. Bei Betreuern ist die Anzahl der negativen und positiven Bewertungen nahezu gleich, die hohe Missing-Zahl (27%) ist durch ihre Nicht-Beteiligung an der direkten Kommunikation zwischen den Therapeuten erklärbar. Teilweise können die Datenschutzbestimmungen und Schweigepflicht die Informationsweitergabe einschränken, die Schnittstellenproblematik und das Entlassungsmanagement sind davon allerdings nicht betroffen.

Die *Hausarztversorgung* wurde von der Mehrheit der Befragten (55%) positiv bewertet, am besten von den Gruppen der Heim-/Pflegeleitungen und der Ärzte (jeweils 70% und 67%). Die Zufriedenheit der Betreuer war mit 37% geringer. Die Antworten der Betreuer zeigten deutlich, dass auch hier der Kompetenz in der Behindertenmedizin eine sehr hohe Bedeutung beigemessen wird. Bei der Untersuchung des Zusammenhangs zwischen den Antworten auf die Kompetenz-Frage und gesamte Zufriedenheit mit der Hausarztversorgung lag der Spearman-Rangkorrelationskoeffizient ρ bei 0,98 und bestätigte somit einen nahezu perfekten positiven Zusammengang zwischen den beiden Variablen: die Anzahl der konkordanten Antworten betrug 15 von 16 (s. Anhang 26). Besonders offensichtlich war dieser Zusammenhang dann, wenn bei einer mittelmäßigen Gesamtbewertung der Hausarztversorgung alle anderen Kategorien positiv attestiert wurden.

Die Situation bei der *Facharztversorgung* wird kritischer als die Hausarztversorgung gesehen, besonders von den Ärzten. Es zeigte sich deutlich, dass die Schwierigkeiten für alle Fokusgruppen darin bestehen, einen Facharzt für die Behandlung zu finden. Im Vergleich zu Hausärzten war es für die Betreuer 7-fach und die Heim-/Pflegeleitungen 2-fach schwieriger, einen Facharzt zu finden.[30] Ärzte bewerteten die Facharztversorgung am kritischsten. Der *Informationsaustausch ambulant* wird etwas besser als für

---

[30] 44% der Betreuer gaben hierfür die Schwierigkeiten an, die Einschätzung bei Hausärzten lag bei 6%; für Heim-/Pflegeleitungen jeweils 40% und 20%, für die Ärzte 58% (s. Anhang 18, 19).

den Krankenhausbereich bewertet (45% vs. 30% positiver Einschätzungen), besonders eindeutig von den Ärzten (50% vs. 25%). Eine abweichende mittelmäßige Bewertung der H-Gruppe (60%) signalisiert einen hohen Bedarf an der Information, der möglicherweise von den anderen Akteuren unterschätzt wird. Die große Mehrheit der Ärzte (75%) sieht einen Verbesserungsbedarf bei Kontroll- und Vorsorgeuntersuchungen. Daraus lässt sich ableiten, dass hier ein erhebliches Potenzial steckt. Die Analyse der Kommentare bestätigte eine zentrale Relevanz der Problemfelder „ambulante Facharztversorgung", „Kompetenz in der Behindertenmedizin", „Informationsaustausch". Die Antworten der Ärzte zur Priorisierung in der Medizin lassen eine zurückhaltende Einstellung erkennen, mutmaßlich angesichts der hohen Brisanz des Themas in der historischen Perspektive.

Zwischenfazit: Zur Beantwortung der Forschungsfrage leisten die Befragungsergebnisse den folgenden Beitrag: die medizinische Qualität der Krankenhausversorgung wird mehrheitlich in gutem und zufriedenstellendem Bereich bewertet. Die Befragungsergebnisse bestätigen die mangelhafte Pflegeversorgung, defizitären Informationsaustausch auf allen Ebenen, Verlagerungseffekte in die angrenzenden Bereiche und liefern empirische Belege für eine versteckte Patientenselektion der Krankenhäuser und Probleme beim Zugang zur ambulanten Facharztversorgung. Der Kompetenz in der Behindertenmedizin wird von allen Befragten eine sehr hohe Priorität eingeräumt, hierfür bestehen Defizite vor allem im Krankenhausbereich. Es besteht ein hohes Potenzial an präventiven Maßnahmen bei dieser Patientengruppe. Zur Beantwortung der Forschungsfrage folgt nachstehend eine zusammenführende und Vergleichsanalyse der theoretischen und aktuell empirisch gewonnenen Daten.

4.4.3 Zusammenführende Analyse

Bei der zusammenführenden Analyse wird die Übertragbarkeit der theoretischen Erkenntnisse zu DRG-Anreizwirkungen auf die Befragungsergebnisse überprüft.

- *Negative Auswirkungen der DRGs auf die medizinische Versorgungsqualität der Zielgruppe konnten nicht nachgewiesen werden*

Mit der Ausnahme der Ärzte-Gruppe erbrachten die Befragungsergebnisse eine positive Bewertung der medizinischen Qualität der Krankenhausversorgung der Zielgruppe. Der Anteil der positiven Bewertungen in der B- und H-Gruppe (jeweils 73% und 70%) zeigt im intertemporalen Datenvergleich mit den Daten aus dem Jahr 2002 keinen signifikanten Unterschied: die Zufriedenheit mit der medizinischen Versorgung der Zielgruppe im Krankenhaus lag damals mit 76% im guten oder zufriedenstellenden Bereich (vgl. Abendroth, Navi, 2002, S. 19). Die Ärzte waren bei dieser und späteren Untersuchungen in die Stichprobe nicht mit eingeschlossen. Unter der Berücksichtigung der kritischeren Einschätzungen der Mitarbeiter[31] im Vergleich zu Angehörigen sind die aktuellen Ergebnisse zur Zufriedenheit mit der medizinischen Versorgungsqualität untereinander und zu Ergebnissen 2002 kongruent und sprechen gegen eine Verschlechterung der medizinischen Qualität der Krankenhausversorgung der Zielgruppe nach der DRG-Einführung. In der Ärzte-Gruppe (42% Bewertungen im zufriedenstellenden Bereich) zeigt die Korrelationsanalyse einen nahezu perfekten Zusammenhang (ρ 0,98) zwischen den Bewertungen der medizinischen Qualität und der Kompetenz der Krankenhausärzte in der Behindertenmedizin, welcher gegen einen Bezug zu DRG-Anreizwirkungen spricht. Zusammenfassend lässt sich schlussfolgern, dass keine Verschlechterung der medizinischen Qualität der Krankenhausversorgung der Zielgruppe nach der DRG-Einführung eingetreten ist. Das Ergebnis steht im Einklang mit den Qualitätsergebnissen der DRG-Begleitforschung (vgl. InEK, 2013, S. XVII f.; Sens, 2009, S. 550) und macht deutlich, dass die Gründe für eine geringe Zufriedenheit mit der Krankenhausversorgung der Zielgruppe in anderen Bereichen liegen.

- *Der Personalabbau in der Pflege, verschlechterte Arbeitsbedingungen und die Arbeitsbeschleunigung im Pflegebereich führen zur verminderten Pflegequalität*

Die aktuell erhobenen empirischen Daten bestätigen im vollen Umfang die Auffassung von Glaeske, Braun, Zander et al., dass die Qualität der Pflegeversorgung sich im Zusammenhang mit DRG-Anreizwirkungen verschlechtert hat (vgl. Braun, 2014, S. 104, Zander et al., 2014, S. 727 f.; Glaeske, 2009, S. 15 f). Auf der Kostenseite sind die Personalkosteneinsparungen in der Pflege für Krankenhäuser am wirksamsten, da die Verweildauer am stärksten mit den Personalkosten des Pflegedienstes und wesentlich geringer mit Schweregrad, Anzahl der Nebendiagnosen und Patientenalter korreliert (vgl. Iserloh, Kox, 2015, S. 31). Die aktuellen Befragungsergebnisse, die größtenteils die Situation der Heimbewohner repräsentierten, stehen im Einklang mit Erkenntnissen aus den früheren Studien zur Versorgung der Zielgruppe von Roser et al. (2011), Lachetta eta l. (2011), Steffen, Blum (2011), Hasseler (2015b). Die Studiendaten aus dem Jahr 2002 zeigen, dass die Pflegeleistungen im Allgemeinen mit „gut" bewertet wurden, die quantitativen Angaben liegen hierfür nicht vor (vgl. Abendroth et al., 2002, S.19).

- *Die Befragungsergebnisse bestätigen die Tendenz zur versteckten Patienten- und Risikoselektion als systemimmanente DRG-Anreizwirkung*

Bislang liegt keine empirische Evidenz für Patienten- ggf. Risikoselektion der Krankenhäuser nach der DRG-Einführung vor. Die Befragungsergebnisse liefern Belege für eine versteckte Patientenselektion der Personen der Zielgruppe, indem die große Mehrzahl der befragten Ärzte (75%) und alle leitende Ärzte über die Schwierigkeiten bei den stationären Aufnahmen dieser Personen im Notfall und in einem etwas gerin-

---

[31] bestätigt in Studien von Schäfer-Walkmann, 2014, S. 90; Abendroth et al., 2002, S. 18.

geren Ausmaß bei elektiven Fällen behaupten. Somit bestätigen die Befragungsdaten die Ansicht von Amelung, Thomas, Leu, Reifferscheid et al., dass bereits vor der Aufnahme versucht wird, das Kostenrisiko abzuschätzen und die unrentablen, behinderten und multimorbiden Patienten abzuweisen (vgl. Amelung, 2012, S. 191; Thomas et al., 2013, S. 242; Reifferscheid et al., 2013, S. 11; Leu, 2015, S. 48). Die Behauptung von Keller-Janke, dass die stationären Aufnahmen bei akuten Zuständen in der allgemeinärztlichen Praxis bzw. für das Normalkollektiv hervorragend funktionieren (vgl. Keller-Janker, 2014, S. 294), steht im deutlichen Kontrast mit den Bewertungen der Ärzte, die Erwachsenen mit gMB versorgen, und erhärtet somit indirekt das Ergebnis zur versteckten Patientenselektion. Im Einklang mit diesem Untersuchungsergebnis stehen die qualitativen Hinweise der früheren Studien zur Versorgung der Zielgruppe (vgl. Roser et al., 2011, S. 17; Schäfer-Walkmann et al., 2014, S. 53; Hasseler, 2015b, S. 219). Die Belege für Risikoselektion der Patienten mit und ohne gMB gab es auch in Studien vor der DRG-Einführung (vgl. Abendroth, Navi, 2002, S. 19; Simon, 2001, S. 49 f., 73 f.). Folglich sprechen die Befragungsergebnisse für eine DRG-bedingte Verstärkung der Tendenz zur Patientenselektion, die Notfallaufnahmen gestalten sich dabei tendenziell schwieriger als die geplanten Aufnahmen. Es bedarf weiterer Untersuchungen, um hinsichtlich dieser Tendenz eindeutige und klare Aussagen treffen zu können.

- *Verschlechterung des Informationsflusses und der Schnittstellenproblematik*

Die Untersuchungsdaten bestätigen im vollen Umfang die Existenz von Problemen bei dem Informationstransfer auf verschiedenen Versorgungsebenen, im Krankenhausbereich jedoch mehr als bei der ambulanten Versorgung. Dieses Ergebnis steht im Einklang mit Erkenntnissen der Studien von Rose et al. (2011), Steffen, Blum (2011), Lachetta et al. (2011), Schäfer-Walkmann et al. (2014), Hasseler, (2015b). Schnittstellenprobleme und ein defizitärer Informationsaustausch bestanden allerdings im Behindertenbereich bereits vor der DRG-Einführung und sind empirisch belegt worden (vgl. Seidel, 2010, S. 21; Abendroth, Navi, 2002, S. 20). Sens und Braun et al. vertreten die Position, dass die zuvor bestehenden Überleitungs- und Schnittstellenprobleme in Zusammenhang mit der DRG-Einführung offenkundiger geworden sind (vgl. Sens, 2009, S. 551; Braun et al., 2010a, S. 20 f., 107). Anhand der aktuellen Untersuchungsdaten kann zur Entwicklung dieser Problematik im Zusammenhang mit DRGs aufgrund der weitgehend unzureichenden empirischen Datenlage zur vor-DRG-Zeit keine Aussage getroffen werden.

- *Inter- und intrasektorale Verlagerungseffekte*

Die Befragungsergebnisse liefern Hinweise auf einen entstehenden medizinischen Mehrbedarf nach der Krankenhausentlassung dieser Patientengruppe, sind mit den Ergebnissen der REDIA-Studie von Eiff und Schüring für den Rehabilitationsbereich

sowie von Studien in der Schweiz für den Pflegebereich kongruent und bestätigen daher das Bestehen der Kostenverlagerung in die angrenzenden Bereiche als eine von
DRG-Anreizwirkungen (vgl. Eiff, Schüring, 2011, S. 1165; Geschwindner, Bieri-
Brüning, 2013, S. 106, 112, 116). Die Leistungsverlagerungseffekte zusammen mit
dem wirtschaftlichen Druck bei niedergelassenen Ärzten verstärken die Tendenz zur
versteckten Patientenselektion im ambulanten Bereich, die sich sowohl in den Literaturdaten als auch Befragungsergebnissen als ein erschwerter Zugang zu ambulanten
Facharztversorgung wiederspiegelt (vgl. Köchert, 2014, S. 311 f.; Beckermann, 2014,
S. 267 f.) Tabelle 30 gibt abschließend eine zusammenfassende Übersicht der Analyseergebnisse in Bezug zu DRG-Anreizwirkungen.

Tabelle 30. DRG-Anreizwirkungen auf die Versorgung der Zielgruppe: Analyseergebnisse

Empirische Evidenz	DRG-Anreizwirkungen	
	Literatur- und Studiendaten	Befragungsergebnisse (2016)
liegt vor	keine negativen Auswirkungen auf die medizinische Qualität der Krankenhaus-versorgung	bestätigt (als Ergebnisqualität)
liegt vor	mangelnde Pflegequalität	bestätigt im vollen Umfang
liegt vor	Leistungsverlagerung	teilweise bestätigt
keine Evidenz	Risikoselektion ggf. Patientenselektion	teilweise bestätigt: als Verstärkung der Tendenz
liegt vor	Verschlechterung des Informationsaus-tausches und Schnittstellenproblematik	Bestätigung der Existenz des Prob-lems im vollen Umfang, keine Aus-sage zum Zusammenhang mit DRG-Anreizwirkungen möglich
liegt vor	frühere Entlassungen	0
liegt vor	Arbeitsverdichtung, Beschleunigung, standardisierte Abläufe	0
liegt vor	Priorisierung und Rationierung der Leis-tungen	0

„0": nicht untersucht. Quelle: eigene Darstellung.

Als ein zentrales Problem ohne Bezug zu DRG-Anreizwirkungen erwies sich eine unzureichende Kompetenz der Versorger in der Behindertenmedizin. Dieses Ergebnis
korrespondiert mit Erkenntnissen aus früheren qualitativen Studien zur Versorgung von
Erwachsenen mit gMB.

Zusammenfassend konnten folgende Probleme der Versorgung der Zielgruppe in Zusammenhang mit DRG-Anreizwirkungen identifiziert werden: mangelnde Pflegequalität
bei der Krankenhausversorgung, das Selektionsverhalten der Krankenhäuser, Verlagerung der medizinischen Leistungen in andere Bereiche. Die Pflegemängel, auch wenn
diese nach der Entlassung aufgefangen werden, sind insofern von hoher Relevanz, da
aufgrund der Unfähigkeit der Personen mit gMB zur Äußerung ihrer Beschwerden ein

hohes Risiko für schwere Komplikationen durch deren spätere Erkennung entsteht, und diese, gar abgesehen von dem Leidensdruck dieser Personen, den Behandlungs- aufwand und Behandlungskosten des Krankenhauses sowie der nachbehandelnden Strukturen verteuert. Als eine der für die Betroffenen bedeutsamsten DRG-Auswir- kungen stellt sich die Patientenselektion der Krankenhäuser heraus, die, verstärkt durch einen erschwerten Zugang zur Facharztversorgung im ambulanten Bereich, die gesundheitliche Situation und gesamte Versorgung der Zielgruppe negativ beeinflusst. In vielen Problembereichen mit zentraler Bedeutung hat sich ein Bezug zu DRG- Anreizwirkungen nicht ergeben oder könnte nicht nachgewiesen werden: die unzu- reichende Kompetenz in der Behindertenmedizin, defizitärer Informationsaustausch, welcher die Kommunikation, Schnittstellen- und Entlassungsmanagement mit ein- schließt, erschwerter Zugang zur Facharztversorgung im ambulanten Bereich bei unzu- reichender Leistungsfinanzierung.

Die Auswirkungen der identifizierten Versorgungsprobleme, d.h. versteckter Patienten- selektion, mangelhafter Pflegeversorgung im Krankenhaus, unzureichender Kompe- tenz in der Behindertenmedizin, Leistungsverlagerung der Krankenhäuser, eines defizi- tären Informationsaustausches, erschwerten Zugangs zur ambulanten Facharztversor- gung, auf die gemeinwirtschaftlichen Kosten analysiert das nächste Unterkapitel.

4.4.4 Kostenanalyse

Die Kostenanalyse erfolgt aus der gemeinwirtschaftlichen Perspektive und aufgrund der unzureichenden Datenlage größtenteils qualitativ. Die monetären Bewertungen der möglichen Ersparungen werden nicht beziffert und sind auch nicht das Ziel der vorlie- genden Arbeit. Die quantitativen Daten wurden von der Verfasserin anteilig zu gesam- ten GKV-Ausgaben und zu den Daten der Delphi-Studie ohne Berücksichtigung der überdurchschnittlichen Morbidität in der Zielgruppe berechnet und sind in der Tabelle 31 dargestellt.[32] Die Delphi-Studie untersuchte ambulant-sensitive und vermeidbare Krankenhausfälle für das Jahr 2012.

Die Krankenhausbehandlungen mit rund 35% aller GKV-Gesundheitsausgaben, Kos- ten für ärztliche Behandlungen und Arzneimittel mit jeweils ca. 17% bilden drei größte Ausgabenbereiche der GKV (vgl. GKV-Spitzenverband, 2016, S. 4). Die Leistungsaus- gaben der sozialen Pflegeversicherung für die vollstationäre Pflege in Behindertenhei- men betragen 2012 ca. 260 Mio. € von insgesamt 21,85 Mrd. € [ca. 1,2% - Anm. d. Verf.], die vollstationäre Pflege machte dabei den größten Anteil der Gesamtausgaben aus (vgl. DBfK, 2015, S. 8).

---

[32] Berechnungsgrundlage: Bevölkerungszahl im Jahr 2012 ca. 80 Mio. (vgl. Destatis, 2013), Anzahl der Personen mit gB ca. 400 Tsd. (vgl. DGPPN, 2009; Seidel, 2010, S. 22; Engel et al., 2010, S. 391).

Tabelle 31. Anteilige Berechnung der GKV-Ausgaben und Daten der Delphi-Studie

GKV-Daten		
Kostenarten	GKV-Ausgaben 2015 (in €)	anteilige Berechnung für die Zielgruppe (in €)
Krankenhausbehandlung	70,25 Mrd.	ca. 351 Mio
Arzneimittelausgaben	34,84 Mrd.	ca. 174 Mio.
Hilfsmittel	7,63 Mrd.	ca. 38 Mio.
Heilmittel	6,10 Mrd.	ca. 30 Mio.
Gesamt:[33]	118,88 Mrd.	ca. 593 Mio.
Ergebnisse der Delphi-Befragung		
Krankenhausfälle 2012 gesamt	18,6 Mio. Fälle	93.000 Fälle
Ambulant-sensitive Krankenhausfälle (ASD) 2012	5,4 Mio. Fälle	27.000 Fälle
Tatsächlich vermeidbare Krankenhausfälle	3,72 Mio. Fälle	18.600 Fälle
Ressourcenverbrauch für tatsächlich vermeidbare Fälle	7,2 Mrd. €	ca. 74,4 Mio. €

Quelle: eigene Darstellung, basierend auf GKV-Spitzenverband, 2016, S. 4; Sundmacher, Schüttig, 2016, S. 5.

Eine bedeutende Relevanz der Versorgung der Zielgruppe für die GKV-Ausgaben ist aus der Tabelle 31 ersichtlich. Die Auswirkungen der Versorgungsmangel auf die Kosten der Gesellschaft, Sozialversicherung, GKV und GKV-Versichertengemeinschaft sind in der Tabelle 32 aufgeführt.

Tabelle 32. Versorgungsprobleme der Zielgruppe: Kostenentwicklung

Problemfeld	Folgen & Kostenentwicklung
Frühere Entlassungen	*Pflegemehrbedarf, zusätzliche Mobilitätseinschränkung, Erforderlichkeit von ärztl. Kontrollen zur Vermeidung der Komplikationen:* direkte medizinische Kosten für Arztkontakte ↑ und Pflegeleistungen ↑ indirekte Kosten durch Mehrbelastung des Betreuungspersonals ↑
Pflegemängel im Krankenhaus	*Komplikationen, steigender Pflegebedarf durch Verlust der zuvor vorhandenen Fähigkeiten:* direkte medizinische und nicht-medizinische Kosten für Behandlung der Komplikationen ↑, Pflegeleistungen ↑, Langzeitpflege ↑, Anschaffungen ↑ indirekte Kosten durch Mehrbelastung der Betreuungspersonals ↑
Erschwerter Zugang zur Krankenhausversorgung	*Gesundheitsschaden, Komplikationen, Chronifizierung, Zunahme der Behinderung, Morbidität und Mortalität, pflegerischer und medizinischer Mehrbedarf, psychosoziale Folgen bei Angehörigen, Betreuungskräfte:* direkte medizinische Kosten für ambulante Arztkontakte ↑, Pflege ↑, Krankenhausbehandlungen der schweren Fälle ↑, Arzneimittel ↑, Hilfsmittel ↑, beanspruchte personelle und materielle Ressourcen ↑ direkte nicht-medizinische Kosten für Langzeitpflege ↑, Anschaffungen ↑ indirekte Kosten ↑ (s. „frühere Entlassungen"), intangible Kosten ↑
Leistungsverlagerung der Krankenhäuser	*medizinischer Mehrbedarf im niedergelassenem Bereich:* direkte medizinische und nicht-medizinische Kosten für Arztkontakte ↑, Diagnostik ↑, Arzneimittel ↑, Fahrkosten ↑ indirekte Kosten durch Zeit-/Produktivitätsverluste der Begleitperson ↑

---

[33] Die anderen GKV-Ausgabenbereiche wurden bei der Berechnung nicht berücksichtigt.

Fortsetzung Tabelle 32 auf Seite 76.

Problemfeld	Folgen & Kostenentwicklung
Erschwerter Zugang zur ambulanten Facharztversorgung	*stationäre Einweisungen, Spät- und Fehldiagnosen, Komplikationen, Chronifizierung, Verschlimmerung der Behinderung, steigender Pflegebedarf, Psychiatrisierung:* direkte medizinische Kosten für vermeidbare Krankenhausbehandlungen ↑, Arzneimittel ↑, Kosten der psychiatrischen Versorgung ↑, Pflegeleistungen ↑ direkte nicht-medizinische Kosten für Langzeitpflege ↑, höhere Pflegeeinstufung ↑ indirekte Kosten durch Mehrbelastung der Betreuungskräfte ↑ und pflegenden Angehörigen ↑
Fehlende oder unzureichende Prävention	*sekundäre Behinderungsfolgen, vorzeitiger Mobilitätsabbau und -verlust, steigender Pflegebedarf, Späterkennung der Erkrankungen:* direkte medizinische Kosten für Arzneimittel ↑, ambulante und Krankenhausbehandlungen ↑, Pflegeleistungen ↑ direkte nicht-medizinische Kosten für Langzeitpflege ↑, Anschaffungen ↑ indirekte Kosten durch Mehrbelastung der Mitarbeiter ↑ und Pflegenden ↑
Informationsdefizite	*Doppelt- und Mehrfachdiagnostik, fehlende Kontinuität der Behandlung, vermindert den Therapieerfolg, Steigerung des Pflegebedarfs:* direkte medizinische Kosten für Arztkontakte ↑, Arzneimittel ↑, Pflegeleistungen ↑; direkte nicht-medizinische Kosten für personelle und materielle Ressourcen ↑, Langzeitpflege ↑; indirekte Kosten durch die Mehrbelastung der Pflegenden ↑
Mangelnde Kompetenz in der Behindertenmedizin	*Spät- und Fehldiagnosen mit ihren Folgen, überflüssige Diagnostik, Mehrfachüberweisungen, steigender Pflegebedarf, Psychiatrisierung; Stürze infolge insuffizienter Hilfsmittelversorgung:* Kosten der Versorger für diagnostische Abklärungen↑ , direkte medizinische und nicht-medizinische Kosten für Behandlungen ↑, Arzneimittel ↑, Pflege ↑ . indirekte Kosten durch Mehrbelastung der Betreuungskräfte ↑

↑- *Kostensteigerung. Quelle: eigene Darstellung.*

Alle anfallenden Kosten sind im Anhang 27 verdeutlicht. Der Pflegemehrbedarf kann bei frühzeitigen Entlassungen aufgrund der oft fehlenden medizinischen Ausbildung der Betreuungskräfte nicht fachkundig aufgefangen werden. Dadurch erhöhen sich die Komplikationsraten, die zur Steigerung der Therapie-, Arzneimittel- und Pflegekosten oder zu Rehospitalisierungen führen. Weitere Verweildauerkürzung der Krankenhäuser bedeutet in der Praxis, dass auch Personen mit gMB noch früher entlassen werden und sich das Problem der Gewährleistung der fachkundigen Pflegeversorgung in Pflege- und Wohnheimen verschärfen wird. Das Selektionsverhalten der Krankenhäuser zusammen mit einer unzureichenden ambulanten Facharztversorgung führen zu einer Späterkennung der Erkrankungen, die höhere Therapiekosten sowohl für Versorger als auch für Versicherungsträger verursacht und zu späteren stationären Behandlungen führt, die bei rechtzeitiger Diagnosestellung teilweise vermeidbar wären.[34] Die ökonomischen Folgen der Chronifizierung der Erkrankungen und Verschlimmerung der Behinderung sind die daraus resultierenden Mehrbedarfe an der Therapie und Pflege. Die Folgen des bestehenden defizitären Informationsaustausches und mangelnder Kompe-

---

[34] Behandlungskosten im Durchschnitt ca. 4500 € pro Fall (vgl. Destatis, 2014).

tenz in der Behindertenmedizin sind unnötige, doppelte und Mehrfachdiagnostik, die die direkten medizinischen und nicht-medizinischen Kosten für die notwendige Begleitung erhöht. Indirekte Kosten entstehen durch die Zeit-/Produktivitätsverluste der Begleitpersonen. Durch sekundäre und tertiäre Prävention, welche auf die frühzeitige Diagnosestellung und Vermeidung der sekundären Folgen der Behinderung zielen, können kurz-, mittel- und langfristig die höheren Medikamenten-, Behandlungs- und Pflegekosten vermieden oder reduziert werden. Die gesundheitsökonomischen Evaluationen in der Prävention werden selten durchgeführt, die gezielte Erreichung von vulnerablen Gruppen gilt als aufwändig und erfordert neue Wege (vgl. Walter et al., 2011, S. 84).

Eine häufige Fehldeutung des auffälligen oder geänderten Verhaltens bei körperlichen Erkrankungen ist die „Psychiatrisierung" der Verhaltensproblematik mit der Einleitung einer entsprechenden medikamentösen Dauertherapie, das in einzelnen Studien als Problem der „Übermedikalisierung" thematisiert wurde. Bei bestehenden wirtschaftlichen Anreizen für psychiatrische Kliniken besteht die Gefahr, dass diese Personen bei einem erschwerten Zugang zur Facharztversorgung vorschnell und unnötig der stationären und/oder ambulanten psychiatrischen Dauerbehandlung unterzogen werden. Die Krankheitskosten der psychischen und Verhaltensstörungen sind im Vergleich zu anderen Krankheiten mit 11 % aller GKV-Ausgaben und 350 € je Einwohner/Jahr (Stand 2008) mit am höchsten (vgl. Destatis, 2016). Psycholeptika stehen an der dritten Stelle in der Top-10-Liste bei den Arzneimittelausgaben der Barmer GEK und zeigen somit ihre bedeutende Relevanz an den gesamten Arzneimittelausgaben der Krankenkassen (vgl. Glaeske, Schicktanz, 2014, S. 69). Das Verschreibungsverhalten der Ärzte wurde bislang wenig untersucht. In zwei Studien wurde ein fehlender Zusammenhang zwischen der Dosiserhöhung von Psychopharmaka und dem tatsächlichen, sorgfältig und unabhängig fremdbeobachteten Verhalten bestätigt (vgl. Meins, 2005, S. 120). Diverse Nebenwirkungen stellen, abgesehen vom gesundheitlichen Schaden, weitere wesentliche Kostengesichtspunkte dar, z. B. Sturzfolgen. Dass Erwachsene mit gB mehrmals jährlich stürzen, bestätigen Studiendaten. Der Anteil von Pflegeheimbewohnern, die im Sturz einen Knochenbruch im Hüftbereich erleiden, liegt bei jährlich 4 % (vgl. BIVA, 2013, S. 11 f.). Die Behandlung von Sturzfolgen ist kostenintensiv.

Darüber hinaus entstehen indirekte Kosten auf der Seite der Pflegenden. Laut der Studie, die im Regierungsbezirk Freiburg i. Br. die Auswirkungen der Arbeitssituation von Betreuungskräften in Behinderten-Wohneinrichtungen auf ihre Gesundheit untersuchte, schätzen 40% der Mitarbeiter ihren Gesundheitszustand negativ ein. Der Grund sind die zunehmenden Belastungsprobleme durch einen steigenden Pflegebedarf der Bewohner (vgl. Habermann-Horstmeier, Bührer, 2014, S. 15). Die spät erkannten Erkrankungen der Bewohner erhöhen die Morbidität, daraus resultiert ein pflegerischer Mehrbedarf. Die Übernahme von Verantwortung bei unzureichender Ausbildung führt zur psychischen Belastung der Mitarbeiter, die zusammen mit physischer Mehrbelastung zur Steigerung des Krankenstandes des Betreuungspersonals und früheren Berentungen führt, was zu erhöhten Kosten der GKV und der Sozialversicherung führt. Ein Mangel an qualifizierten Arbeitskräften ist in diesem Bereich bereits sichtbar und wird sich in absehbarer Zeit verschärfen (vgl. Habermann-Horstmeier, Bührer, 2015).

Fazit: Das durch den medizinisch-technischen Fortschritt entwickelte Potenzial an diagnostischen und Behandlungsmöglichkeiten wird aufgrund der begrenzten Ressourcen im Gesundheitswesen zu Allokationsentscheidungen zwingen (vgl. Andersen, 1992, S. 17). Die Kostenanalyse zeigt deutlich, dass Probleme bei der medizinischen Versorgung von Erwachsenen mit gMB die gemeinwirtschaftlichen Mehrkosten erzeugen werden. Direkte medizinische Kosten werden vor allem durch pflegerische Mehrleistungen, für Arzneimittel und die vermeidbaren Krankenhausbehandlungen entstehen. Die indirekten Kosten werden vordergründig als Folgen der Mehrbelastung des Betreuungspersonals in den Behinderteneinrichtungen verursacht. Die mangelnde Facharztversorgung wird zu Spätdiagnosen, folglich zur Erhöhung der Behandlungskosten, und teilweise zur Verschiebung des Behandlungsangebots in das psychiatrische Versorgungssegment mit höheren Krankheitskosten und den wirtschaftlich intendierten Behandlungsangeboten führen.

Nachstehend werden die Schlussfolgerungen als kurze und prägnante Antworten auf die formulierte Forschungsfrage zusammengefasst und die eingangs aufgestellten Thesen geprüft.

4.4.5 Schlussfolgerungen

Ausgehend von den Analysen der in Kapitel 4 dargestellten Ergebnisse lassen sich folgende Schlussfolgerungen ziehen:

1. Im Allgemeinen erwiesen sich als zentrale Probleme bei der Krankenhausversorgung der Zielgruppe die mangelhafte Qualität der Pflegeversorgung, unzureichende Kompetenz der Versorger in der Behindertenmedizin sowie ein defizitärer Informationsaustausch zwischen den Akteuren. Des Weiteren liefern die Ergebnisse der von der Verfasserin durchgeführten Untersuchung Belege für eine versteckte Patientenselektion der Krankenhäuser, dabei gestaltet sich der Zugang zur Krankenhausversorgung für Personen mit gMB im Notfall schwieriger als bei den geplanten Aufnahmen. Für das Selektionsverhalten der Krankenhäuser als eine systemimmanente DRG-Anreizwirkung lag bislang keine empirische Evidenz vor. Da die Hinweise auf versteckte Patientenselektion zwar auch für die vor-DRG-Zeit vorliegen, jedoch in geringerem Maße, ist

von einer verstärkten Tendenz auszugehen. Hierfür sind weitere Untersuchungen notwendig, um eine klare und eindeutige Aussage zu treffen.

2. Entgegen den Erwartungen fanden sich keine Belege für eine Verschlechterung der medizinischen Qualität der Versorgung der Zielgruppe im Zusammenhang mit DRGs. Die Ergebnisse sind mit solchen aus der vor-DRG-Zeit vergleichbar. Die mittelmäßige Bewertung der Ärzte korreliert sehr stark mit ihrer Bewertung der Kompetenz der Krankenhausversorger in der Behindertenmedizin (ρ 0,98) und spricht gegen den Bezug dieser Bewertungen zu den negativen DRG-Anreizwirkungen.

3. Bei der ambulanten Versorgung der Zielgruppe liegen Probleme hauptsächlich bei dem Zugang zur Facharztversorgung und weisen daher keinen Zusammenhang mit DRG-Anreizwirkungen auf. Die Leistungsverlagerung der Krankenhäuser in den ambulanten Bereich steht im Zusammenhang mit DRG-Anreizwirkungen und wurde für die medizinischen Leistungen hinsichtlich der Zielgruppe bestätigt. Im Pflegebereich entsteht durch frühere Entlassungen kurzfristig ein Mehrbedarf in den nachsorgenden Einrichtungen, der aufgefangen wird, insgesamt jedoch unverändert oder geringer bleibt. Dieses Ergebnis korrespondiert mit dem Ergebnis zur medizinischen Qualität der Krankenhausversorgung und kann als ein weiterer Indikator der Ergebnisqualität der medizinischen Versorgung im Krankenhaus betrachtet werden. Ein defizitärer Informationsaustausch besteht auch im ambulanten Sektor, jedoch in einem geringeren Ausmaß als im Krankenhausbereich.

4. Die Ergebnisse dieser Arbeit lassen keine Aussage über einen möglichen Zusammenhang zwischen den DRG-Anreizwirkungen und defizitärem Informationsaustausch zu, da die Evidenz für Kommunikationsprobleme bei der Versorgung der Zielgruppe auch für die vor-DRG-Zeit vorliegt. Das Ausmaß der Veränderung lässt sich aufgrund unzureichender Datenlage nicht beurteilen.

5. Zusammenfassend liegt ein Zusammenhang mit den negativen DRG-Anreizwirkungen für folgende Auswirkungen und Probleme bei der medizinischen Versorgung von Erwachsenen mit gMB vor: mangelhafte Qualität der Pflegeversorgung, eine verstärkte Tendenz zur Patientenselektion, intra- und intersektorale Verlagerung der medizinischen Leistungen sowie vorübergehender Pflegemehrbedarf in den nachsorgenden Einrichtungen. Sektorenunabhängig wird der Kompetenz der Behandler in der Behindertenmedizin und einem suffizienten Informationsaustausch eine sehr hohe Bedeutung beigemessen. Daraus schließt die Verfasserin, dass hier ein großer Hebel für die Verbesserung der stationären sowie ambulanten Versorgung der Zielgruppe und der Zufriedenheit aller Akteure steckt.

Die Prüfung der Thesen ergab folgende Ergebnisse:

These 1. *Die negativen DRG-Anreizwirkungen im Krankenhaussektor werden die Menschen mit geistiger und Mehrfachbehinderung noch härter als bisher treffen.*

Aufgrund der schwierigen wirtschaftlichen Lage der Krankenhäuser und des bestehenden Schließungsrisikos werden die betriebswirtschaftlichen Optimierungsprozesse weiterverfolgt: die Verweildauer wird weiter verkürzt, die Leistungsverlagerung in die nachsorgenden Bereiche wird sich fortsetzen, die Personalsituation und die gesamte Krankenhausorganisation werden weiter optimiert und Prozesse straffer organisiert. Basierend auf der Untersuchung in dieser Masterthesis, kann davon ausgegangen werden, dass der Trend zur versteckten Patientenselektion sich weiter verstärken wird, solange die DRG-Vergütung den Mehraufwand nicht adäquat abbildet. Die implizite Rationierung und Priorisierung der Leistungen wird aufgrund der personellen Ressourcenauslastung, Leistungsverdichtung, fehlenden expliziten Vorgaben sowie zur Kostenreduktion zunehmen. Für die Zielgruppe entstehen dadurch folgende Konsequenzen: vom Selektionsverhalten der Krankenhäuser werden sie noch stärker betroffen sein: innerhalb des Krankenhausbereiches wird es bei diesen Patienten als sozial schwache Patientengruppe bei Pflegetätigkeiten und ärztlicherseits noch mehr rationiert und priorisiert, sie werden noch früher entlassen oder verlegt. Anderseits ist nicht zu erwarten, dass die Qualität der medizinischen Behandlung dieser Patientengruppe sinkt, sondern dass auch sie vom allgemeinen medizinisch-technischen Fortschritt profitiert. In Summe werden ein erschwerter Zugang zur Krankenhausversorgung, Pflegemängel und noch frühere Entlassungen zur Unterversorgung, Erhöhung der Gesundheits-, Komplikations- und Patientensicherheitsrisiken bei diesen Personen führen. These 1 wird durch die vorliegende Analyse somit teilweise gestützt.

These 2. *Der wirtschaftliche Druck im niedergelassenen Bereich wird die Versorgungssituation dieser Personen zusätzlich verschlechtern.*

Die Budgetierung der Praxen im Leistung- und Arzneimittelbereich verstärkt zusammen mit der Unterfinanzierung des Mehraufwandes bei der Behandlung von Personen mit gMB den Anreiz zur Patientenselektion in den Praxen. Durch die früheren Entlassungen und Leistungsverlagerung in den ambulanten Bereich wird der wirtschaftliche Druck auf die niedergelassenen Ärzte, die ihre Praxen nach betriebswirtschaftlichen Regeln betreiben, weiter erhöht. Als Gegenreaktion wird die Konzentration auf die ökonomisch lukrativen Leistungen und folglich die Risikoselektion im ambulanten Bereich zunehmen, da junge, gesunde Patienten wirtschaftlich lukrativer sind. Die Untersuchungsergebnisse bestätigten in allen Fokusgruppen die Schwierigkeiten, einen Facharzt für Patienten der Zielgruppe zu finden und korrespondieren daher mit den Ergebnissen der Literaturanalyse zu den von Praxen entwickelten ökonomisch determinierten Strategien, falls die Leitungen nicht mehr kostendeckend erbracht werden können.

Als Folgen dieser Entwicklungen wird die Zielgruppe an ihrer Attraktivität bei den Fachärzten noch stärker verlieren und dem Risiko einer versteckten Patientenselektion ausgeliefert sein. These 2 wird somit durch die vorliegende Analyse gestützt.

These 3. Probleme bei der medizinischen Versorgung der Zielgruppe werden höhere gemeinwirtschaftliche Kosten erzeugen.

Die erfassten Versorgungsprobleme werden allein und durch ihre Zusammenwirkung die Kosten der Gemeinschaft negativ beeinflussen. Die qualitative Analyse zeigte, dass nicht nur die höheren direkten medizinischen Kosten als GKV-Ausgaben, sondern auch indirekte Kosten der GKV-Gemeinschaft und der Sozialversicherung entstehen werden. Zu höheren Behandlungs- und Arzneimittelkosten werden die steigenden Komplikationsrisiken führen, bedingt durch die Pflegemängel im Krankenhaus und weitere Verweildauerkürzung. Die Informationsdefizite und unzureichende Kenntnisse der Ärzte in diesem Gebiet verursachen stationär sowie ambulant die Mehrausgaben für eine überflüssige Mehrfach- und Doppeldiagnostik. Ein erschwerter Zugang zur Krankenhausversorgung und zu ambulant tätigen Fachärzten wird zur Verschlimmerung, Chronifizierung, Nicht-Erkennung, zu Fehl- und Spätdiagnosen, folglich zur Zunahme der Pflegebedürftigkeit, Steigerung der Behandlungs- und Pflegekosten führen, einschl. vermeidbarer Hospitalisierungen in Spätstadien der Krankheiten. Außerdem besteht für Patienten mit gMB ein hohes Risiko, den z. T. wirtschaftlich intendierten psychiatrischen Behandlungen unterzogen zu werden. Die indirekten Kosten werden die Folgen der Mehrbelastung der Betreuungskräfte in Behinderteneinrichtungen aufgrund der steigenden Pflegebedürftigkeit der Bewohner erzeugen. Diese empirisch belegten Folgen sind ein höherer Krankenstand, frühere Berentungen und der Personalmangel. These 3 wird folglich durch die vorliegende Analyse gestützt.

Konkrete Lösungen zur Problemkorrektur werden im nächsten Kapitel vorgestellt.

5   Handlungsempfehlungen auf der Meso- und Mikroebene

Die Handlungsempfehlungen sind auf die Korrektur der erfassten Versorgungsmängel und Förderung der effizienten Versorgung ausgerichtet und zielen strategisch auf das Erhalten der Gesundheitszustandes dieser Patientengruppe, dadurch die Verringerung zukünftiger Pflegebedürftigkeit, Reduzierung der Krankenhausfälle und womöglich der vermeidbaren Medikamentenlast, was gleichzeitig eine bessere Lebensqualität für diese Patenten bedeutet. Es wird vorausgesetzt, dass das DRG-System erhalten bleibt.

Als praktische Handlungskonsequenzen der Untersuchungsergebnisse ergeben sich die Maßnahmen zum Abbau der Zugangsbarrieren, zur Erhöhung der Kompetenz der Versorger, Stärkung der Facharztversorgung der Zielgruppe mit dem Fokus auf die Koordination und Kontinuität der Behandlung sowie die Prävention. Den Handlungsempfehlungen liegt das Prinzip einer qualitätsbezogenen Vergütung sowohl im stationären als auch ambulanten Bereich zugrunde. Die qualitätsbezogene Vergütung und verstärkte Prävention in vulnerablen Gruppen empfahl der SVR bereits in seinem Gutachten 2007 (vgl. SVR, 2007, S. 80, 83). Das IGES-Institutes sieht in der Etablierung der qualitätsbezogenen Vergütung (P4P-Projekte) und IV-Verträge für spezifische Bereiche und Patientengruppen den Weg zur Erhöhung der Kosteneffektivität (vgl. Albrecht, 2015, S. 6). Die Handlungsempfehlungen wurden für die Meso- und Mikroebene erarbeitet und sind in der Tabelle 33 aufgeführt. Die Mesoebene bilden die Institutionen und Organisationen der Selbstverwaltung, die Mikroebene sind die Individualakteure, die Gesundheitsgüter anbieten (vgl. Gerlinger, Noweski, 2012). Detaillierte praktische Überlegungen haben zum Ziel, eine mögliche Nebenwirkung der qualitätsbezogenen Vergütung umzugehen, indem die Akteure nicht nur schaffen, sich der zusätzlichen Finanzmittel zu bemächtigen, sondern auch eine adäquate Gegenleistung dafür zu erbringen (vgl. Veit et al., 2012, C35/77).

Tabelle 33. Handlungsempfehlungen

I Krankenhaussektor: *Mesoebene*
1. Einführung eines „gB"-Zuschlags für Behandlung der Personen mit gMB oder Erleichterung der Genehmigung für ZE2010-36 bei Erfüllung der Voraussetzungen auf der Mikroebene (s.u.) 2. Vergütungsabschläge für Krankenhäuser, die Patientenselektion vornehmen oder die Patienten der Zielgruppe zu früh entlassen (vgl. SVR, 2007, S. 37, 79)
Auf der Mikroebene: 3. Voraussetzungen für das Erhalten eines „gB-Zuschlags" für das Krankenhaus: - 1 Facharzt mit der Zusatzqualifikation in der Behindertenmedizin und 1 Mitarbeiter des Sozialdienstes mit der Zuständigkeit für das Entlassungs- und Schnittstellenmanagement - IT-Zugang für alle Krankenhausärzte zur Wissensplattform „Behindertenmedizin" (s. III) 4. Gründung einer Belegstation mit 7-10 Betten für Personen der Zielgruppe mit flexibler Bettenbelegung, z. B. mit Demenz-Patienten 5. Führung der Verhandlungen mit Krankenkassen auf regionaler Ebene für die Genehmigung des DRG-Zuschlags ZE2010-36 auf der Basis der o.g. Voraussetzungen als Pilotprojekte

Fortsetzung Tabelle 33 auf Seite 83.

II Ambulanter Sektor: *Mesoebene*
1. Einführung einer speziellen „gMB-Quartalpauschale" für Haus- und Fachärzte bei der Behandlung von Personen mit gMB, Verknüpfung der Abrechnung an die Erfüllung der Voraussetzungen auf der Mikroebene (s.u.) 2. Netzwerkzuschlag für Praxisnetze ab 3 verschiedener Fachrichtungen bei der Behandlung der Patienten der Zielgruppe ab einer Mindestanzahl, z. B. 20 Fälle/Quartal 3. Kostenerstattung durch die Krankenkassen (50 bis100%) für niedergelassene Ärzte für die Qualifizierungsmaßnahme
Auf der Mikroebene: 5. Voraussetzungen für die Abrechnung der „gMB-Pauschale": - Teilnahme des niedergelassenen oder angestellten Arztes an der Qualifizierungsmaßnahme - Teilnahme der Patienten an der HzV („Hausarztmodel") nach § 73b SGB - Durchführung von Präventionsmaßnahmen (Kontrolle der Behandlungsergebnisse, Medikamenten-Monitoring, Vorsorge etc.) 6. Verhandlungen zur Vereinbarung der „gMB-Komplexpauschale" zwischen der KV und dem Krankenkassenverbund als regionale Pilotprojekte 7. Behinderteneinrichtungen: - Beantragung der IV-Projektverträge für die Versorgung der Heimbewohner, Finanzierung durch die Capitation oder Komplexpauschalen auf einer P4P-Grundlage - Bestandteile der Verträge: Präventionsmaßnahmen, Medikamentensicherheit, Informations-/ Schnittstellenmanagement, Evaluationskriterien, Zufriedenheitsindikatoren. Voraussetzung: Qualifizierungsmaßnahme der Ärzte in der Behindertenmedizin
III sektorenübergreifend: *Meso- und Mikroebene*
1. Erleichterungen beim Abschluss der sektorenübergreifenden IV-Verträge für die Behandlung der Zielgruppe, Erhöhung der Attraktivität der IV-Verträge 2. Bestandteile der IV-Verträge: s.o. unter II 3. Aufbau einer digitalen Wissensplattform „Behindertenmedizin für Ärzte": Gründungsfinanzierung durch die Krankenkassen und Sponsoren, laufende Finanzierung durch die Nutzungsgebühren, Pflege durch die Wissensträger über Selektivverträge oder P4P-Instrumente
IV psychiatrische Versorgung: *Mesoebene*
1. Voraussetzungen für die Abrechnung der PIA-Pauschale bei Personen mit gMB: Facharztbezeichnung, Qualifizierungsmaßnahme der PIA-Ärzte in der Behindertenmedizin, regelmäßiges Medikamenten-Monitoring und Überprüfung der Indikation zur Dauertherapie 2. Zugang zu PIA über den Hausarzt/Heimarzt, Direktzugang im psychiatrischen Notfall

Quelle: eigene Darstellung.

Für Krankenhäuser wird empfohlen, für die Abrechnung eines speziellen DRG-Zuschlags einen angestellten Facharzt eine entsprechende Qualifizierungsmaßnahme absolvieren zu lassen[35], der diese Personen nach der Aufnahme einmal oder bedarfsgerecht konsultiert. Ein Sozialdienstmitarbeiter sollte für das Entlassungsmanagement dieser Patenten zuständig sein. Auf dieser Grundlage soll die Genehmigung der Zuschläge von den Krankenkassen zustande kommen. Die Kriterien für Vergütungsabschläge bei der Patientenselektion oder zu frühen Entlassungen können eine Mindestzahl der Diagnosefälle mit gMB im Jahr und das Unterschreiten der mittleren Verweildauer sein. Bei der ambulanten Versorgung sollte der Schwerpunkt auf die Prävention durch die regelmäßigen Untersuchungen, Therapieüberwachung etc. gelegt und durch

---

[35] z. B. die Zusatzweiterbildung "Medizin für Menschen mit geistiger oder mehrfacher Behinderung", 40 Zeitstunden (vgl. jwk-akademie, 2016).

eine lukrative Komplexpauschale für Haus- und Fachärzte abgegolten werden. Die systematische Prävention in vulnerablen Gruppen ist eine notwendige Schwerpunktsetzung der Gesundheitspolitik und kann sich nicht auf die Anwendung etablierter Regeln beschränken, vielmehr müssen Experimente zugelassen sein (vgl. SVR, 2007, S. 92). Die pauschalisierten Leistungen lassen sich schwierig ausweiten und bedeuten ein verlässliches Einkommen (vgl. Amelung, 2012, S. 179). Die Abrechnung der Pauschale soll an eine absolvierte Qualifizierungsmaßnahme geknüpft werden.

Den Behinderteneinrichtungen, die ihre Bewohner durch die angestellten Heimärzte versorgen und bei der Leistungsvergütung durch das Regelvergütungssystem der KV stark benachteiligt sind, wird empfohlen, IV-Verträge direkt mit den Krankenkassen abzuschließen. Zugrunde soll das Gatekeeping-Modell oder fach-/bereichsübergreifende Versorgung gelegt werden. Eine Checkliste mit konkreten Schritten zur Vorbereitung eines IV-Vertrags befindet sich im Anhang 28. Bei MZEB-Gründungen soll ein häufig benötigter fachärztlicher Schwerpunkt gebildet werden, um eine parallele Versorgung mit Hausärzten zu vermeiden. Das Problem auf der Mikroebene liegt oft daran, dass naheliegende Lösungsmöglichkeiten nicht genutzt werden, z. B. der Abschluss der IV-Verträge. Die Krankenkassen sollten hierbei eine Schlüsselrolle übernehmen, vom „Payer" zum „Player" umwandeln und den Leistungserbringern wirksame Anreize setzen. Eine Systemregelung kann eine rasche Wirkung erzielen. Die Umsetzung kann vorab in regionalen Pilotprojekten erprobt werden, die schnell realisierbar und überschaubar sind sowie eine rasche Fehlerkorrektur ermöglichen. Die Implementierung dieser Maßnahmen und die Präventionskosten werden auf der Systemebene kurzfristig zur Kostensteigerung führen. Mittel- und langfristig werden die Kosteneinsparungen durch die Senkung von Krankenhausbehandlungs-, Pflege-, Medikamenten- sowie indirekten Kosten erzielt. Die Evaluationskriterien müssen vorher definiert werden. Das Problem bei der Evaluation besteht darin, dass für die Beurteilung der Effizienz von komplexen interdisziplinären Maßnahmen die randomisierten, kontrollierten Studien nicht geeignet sind. In solchen Fällen sind sie nicht nur aufwendig und schwierig, sondern unter Umständen nicht durchführbar (Andersen et al., 1992, S.183).

Fazit: Eine substanzielle Verbesserung der Versorgungssituation der Zielgruppe ist in qualitativer und finanzieller Hinsicht unter den aktuellen Rahmenbedingungen realisierbar. Die qualitätsbezogene Vergütung hat das Potential, Qualitätsdefizite zu beheben und populationsbezogene Gesundheitsziele zu verfolgen. Erfolgreiche P4P-Projekte zeigen, dass dies möglich ist (vgl. Veit et al., 2012, C 77/77). Dabei ist es wichtig, die Anreize zu optimieren und sich nicht nur auf die kurzfristige Ziele zu konzentrieren (vgl. Amelung, 2012, S. 209). Die Kosteneffektivität wird dadurch erhöht. Es profitieren die Kostenträger, Leistungserbringer, Betroffene und ihr Umfeld.

6   Zusammenfassung und Ausblick

Das Ziel der vorliegenden Arbeit war es, Probleme der medizinischen Versorgung von Erwachsenen mit geistiger und Mehrfachbehinderung im DRG-Zeitalter nach ihrem Zusammenhang mit DRG-Anreizwirkungen zu untersuchen und zu erfassen. Zu diesem Zweck erfolgten Analysen der Literaturdaten zu den DRG-Anreizwirkungen, der Studien zur Versorgung der Zielgruppe und der von der Verfasserin aktuell erhobenen empirischen Daten. Hierzu wurde eine standardisierte schriftliche Befragung durchgeführt. Einbezogen wurden die gesetzlichen Betreuer und Heim-/Pflegeleitungen der Behinderteneinrichtungen, die insgesamt über 340 Versicherte repräsentieren, sowie an der Versorgung dieser Personen regelmäßig beteiligten Ärzte. Basierend auf den Analyseergebnissen wurden eine qualitative Kostenanalyse aus der gemeinwirtschaftlichen Perspektive vorgenommen und Handlungsempfehlungen erarbeitet.

Auf der Krankenhausebene wurden drei zentrale Problembereiche identifiziert: mangelhafte Pflegeversorgung, unzureichende Kenntnisse der Ärzte in der Behindertenmedizin und defizitärer Informationsaustausch zwischen den Akteuren. Ein Zusammenhang mit DRG-Anreizwirkungen konnte für die mangelhafte Pflegequalität eindeutig nachgewiesen werden. Außerdem fanden sich empirische Belege für eine versteckte Patientenselektion der Krankenhäuser als eine der negativen DRG-Anreizwirkungen. Die stationäre Aufnahme im Notfall gestaltet sich dabei schwieriger als die geplanten Aufnahmen. Eine der wichtigsten Erkenntnisse dieser Arbeit ist, dass die Qualität der medizinischen Versorgung der Zielgruppe im Krankenhaus sich nach der DRG-Einführung nicht verschlechtert hat. Gleichzeitig zeigen die Ergebnisse deutlich, dass die medizinische Qualität für die allgemeine Zufriedenheit mit der Krankenhausbehandlung der Zielgruppe eine untergeordnete Rolle spielt. Die Ärzte orientieren sich bei der Bewertung der medizinischen Versorgungsqualität vielmehr an der Kompetenz der Versorger in der Behindertenmedizin als an der Zugangsgerechtigkeit. Die Verlagerung der medizinischen Leistungen der Krankenhäuser in die angrenzenden Bereiche wurde durch die aktuelle Untersuchung bestätigt. Im ambulanten Bereich bestehen Schwierigkeiten hauptsächlich beim Zugang zur Facharztversorgung.

Die These 1 *„Die negativen DRG-Anreizwirkungen im Krankenhaus werden die Zielgruppe noch härter als bisher treffen"* wird durch die vorliegende Untersuchung teilweise gestützt. Das Selektionsverhalten der Krankenhäuser, weitere Verweildauerkürzung, implizite Rationierung und Priorisierung der Leistungen durch personelle Ressourcenoptimierung im Pflegebereich werden zusammen mit Informationsbrüchen die gesundheitlichen Risiken für Patienten mit gMB erhöhen. Nichtsdestotrotz kann erwartet werden, dass sie vom medizinisch-technischen Fortschritt bei Krankenhausbehandlungen profitieren. Die These 2 *„Der wirtschaftliche Druck im niedergelassenen Bereich* *wird die Versorgungssituation dieser Personen zusätzlich verschlechtern"* und die These 3 *„Probleme bei der medizinischen Versorgung der Zielgruppe werden höhere gemeinwirtschaftliche Kosten erzeugen"* wurden vollumfänglich gestützt.

Das Befragungs- und Analyseergebnis dieser Arbeit, dass die medizinische Versorgungsqualität der Zielgruppe nach der DRG-Einführung sich nicht verschlechtert hat, steht im Einklang mit Erkenntnissen der DRG-Begleitforschung für die Gesamtpopulation. Die theoretische Annahme der Risikoselektion als systemimmanente DRG-Anreizwirkung wurde durch die aktuelle empirische Untersuchung erhärtet.

Zur Problemkorrektur sind qualitätsbezogene Vergütungsinstrumente im stationären sowie ambulanten Bereich gut geeignet. Diese können auf der Meso- und Mikroebene durch die Integration von Zusatzregelungen in die existierenden Vergütungssysteme sowie im Rahmen der Integrierten Versorgung realisiert werden. Durch die qualitativ bessere Versorgung der Zielgruppe mit dem Schwerpunkt im Bereich der ambulanten Versorgung können Kosteneinsparungen bei zukünftigen Ausgaben für Pflege, Arzneimittel und Krankenhausbehandlungen erzielt sowie die indirekten Kosten gesenkt werden. Bei der Anreizsetzung und Performancemessung sollten die Krankenkassen eine aktive Rolle übernehmen. Die Umsetzung kann in regionalen Pilotprojekten vorab erprobt werden.

Zur Einordnung der Forschungsergebnisse muss auf die methodischen Limitationen hingewiesen werden. Die Zufriedenheitsmessung als Indikator der Ergebnisqualität bildet das Versorgungsergebnis nicht vollständig ab. Ferner wurde anhand der Kriterien der quantitativen empirischen Forschung die erforderliche Mindeststichprobengröße für die Verallgemeinerung der Befragungsergebnisse nicht ganz erreicht. Zentrale Tendenzen konnten jedoch erkannt werden. Zukünftige Forschungsarbeiten sollten die Untersuchungen ausweiten, um die regionalen Faktoren auszugrenzen und das Bild zum Selektionsverhalten der Krankenhäuser hinsichtlich der Zielgruppe zu vervollständigen. Solche Untersuchungen sind allerdings sehr aufwändig und methodisch schwierig.

Abschließend lässt sich zusammenfassen, dass die Frage nach dem Zusammenhang zwischen DRG-Anreizwirkungen und Problemen der medizinischen Versorgung der Zielgruppe differenziert beantwortet werden muss. Die Ergebnisse dieser Arbeit tragen zur wissenschaftlichen und berufspraktischen Diskussion über die Qualitätseinflüsse der DRG-Anreizwirkungen auf vulnerable Patientengruppen sowie zu Überlegungen bezüglich der optimalen Allokation der Ressourcen im Gesundheitssystem bei.

Literaturverzeichnis

Abele, M., Blumenfeld, N. (2013). Vulnerable Gruppen und DRG. Schlussbericht einer qualitativen Erhebung bei Hausärzten, Spitex und Heimen zu den Auswirkungen durch die Einführung von Fallpauschalen mit speziellem Fokus auf vulnerable Patientengruppen. Dialog Ethik – Interdisziplinäres Institut für Ethik im Gesundheitswesen. Zürich: gfs-zürich. http://dialog-ethik.ch/files/DRG-und-vulnerable-Gruppen1.pdf (19.09.2016).

Abendroth, M., Naves, R., Ermert, A., Schmidt-Ohlemann, M., Jesse, B., Mandos, M. (2002). Die gesundheitliche Versorgung von Menschen mit geistigen und mehrfachen Behinderungen – Potentiale und Defizite in Rheinland-Pfalz. Eine empirische Studie in Werkstätten und Tagesförderstätten. Landesverband Rheinland-Pfalz der Lebenshilfe für Menschen mit geistiger Behinderung e.V. http://www.lebenshilfe-rlp.de/pdf/archiv/Broschuere_Gesundheitliche_Versorgung_RLP.pdf (15.09.2016).

aerzteblatt.de (2016). InEK: „Das ist ein deutlicher Eingriff in die DRG-Arithmetik". aerzteblatt.de, 18.09.2016. http://www.aerzteblatt.de/nachrichten/66093 (12.09.2016).

Akremi, L. (2014). Stichprobenziehung in der qualitativen Sozialforschung. In: Baur, N., Blasius, J. (Hrsg.) Handbuch Methoden der empirischen Sozialforschung. Springer VS/Springer Fachmedien Wiesbaden, S. 265-282.

Albrecht, M. (2015). Solidarische Wettbewerbsordnung. IGES Institut - Das Institut für Gesundheits- und Sozialforschung. https://www.dak.de/dak/download/IGES-Gutachten_fuer_neuen_Krankenkassen-Wettbewerb-1630628.pdf? (04.11.2016).

Amelung, V. (2012). Managed Care. Neue Wege im Gesundheitsmanagement. 5. Auflage. Gabler Verlag, Springer Fachmedien Wiesbaden GmbH. http://books.google.de/books?id=rGspBAAAQBAJ&pg=PA228&lpg=PA228&dq=prinzip +des+gatekeepings&source=bl&ots=4C-CUzjx5A&sig=CMGJ_kGjAGJS1VFBvKombuuk9d4&hl=de&sa=X&ei=gClJVL33OeXRy wPDrYDQCw&ved=0CEUQ6AEwBQ#v=onepage&q=prinzip%20des%20gatekeepings &f=false (26.09.2016).

Amelung, V. (2007). Neue Versorgungsformen schaffen neue Konkurrenzsituationen. 5. Kongress zum Fortschritt im Gesundheitswesen „Innovationen im Wettbewerb". http://www.iges.com/e2856/e2870/e9330/e9332/e9333/attr_objs9336/5.IGESInnovatio nskongress_Prof.Amelung_ger.pdf (06.09.2016).

Amelung, V., Wolf, S., Ozegowski, S., Eble, S., Hildebrandt, H., Knieps, F., Lägel, R., Schlenker, R.-U., Sjuts, R. (2015). Totgesagte leben länger. Empfehlungen zur Integrierten Versorgung aus Sicht der gesetzlichen Krankenkassen. Bundesgesundheitsblatt - Gesundheitsforschung - Gesundheitsschutz 2015 (4-5), S. 352-359.

Augurzky, B. (2016). Frage der Woche an ... Prof. Dr. Boris Augurzky, Leiter des Kompetenzbereichs Gesundheit am Rheinisch-Westfälischen Institut für Wirtschaftsforschung (RWI), Deutsches Ärzteblatt, 2016 (15). http://www.aerzteblatt.de/archiv/175886 (04.11.2016).

Augurzky, B., Beivers, A., Straub, N. (2016). Bedarfsgerechtigkeit zur Vermeidung von Über-, Unter- und Fehlversorgung. In: Klauber, J., Geraedts, M., Friedrich, J., Wasem, J. (Hrsg.) Krankenhaus-Report 2016. Schwerpunkt: Ambulant im Krankenhaus. S. 247-262. https://books.google.de/books?id=X_ygCwAAQBAJ&pg=PA39&lpg=PA39&dq=kranken haus+report+2016+zusammenfassung&source=bl&ots=t0CwL_HC3v&sig=1LV-8hSeQ4v-9BW-nW5ODy8PdxM&hl=de&sa=X&ved=0ahUKEwjMtbTJ_cLMAhUG6xoKHSfTD5oQ6AEI SDAH%20-%20v=onepage&q=krankenhaus%20report%202016%20zusammenfassung&f=false#v =snippet&q=krankenhaus%20report%202016%20zusammenfassung&f=false (04.11.2016).

BAGüS - Bundesarbeitsgemeinschaft der überörtlichen Träger der Sozialhilfe (2009). Der Behinderungsbegriff nach SGB IX und SGB XII und die Umsetzung in der Sozialhilfe. Orientierungshilfe für die Feststellungen der Träger der Sozialhilfe zur Ermittlung der Leistungsvoraussetzungen nach dem SGB XII i. V. m. der Eingliederungshilfe-Verordnung (EHVO). http://www.hamburg.de/contentblob/2145494/2db830cf99e2616937a6e6253920ea5e/d ata/fa-sgbxii-53-egh-bagues20091124-feststellungen.pdf (13.09.2016).

Bauer, U. (2006). Die sozialen Kosten der Ökonomisierung von Gesundheit. bpb – Bundeszentrale für politische Bildung. APuZ – Aus Politik und Zeitgeschichte, 2006 (8-9). http://www.bpb.de/apuz/29905/die-sozialen-kosten-der-oekonomisierung-von-gesundheit?p=all (04.09.2016).

BeB - Bundesverbands evangelische Behindertenhilfe e.V. (2009). Verhältnis von Teilhabeleistungen nach SGB IX/XII zu Leistungen zur Pflege nach SGB XI für Menschenmit Behinderungen im Alter und mit Pflegebedarf. Ein Positionspapier des Bundesverbands evangelische Behindertenhilfe e.V. (Hrsg.), Berlin. http://www.beb-ev.de/files/pdf/stellungnahmen/2009-07_positionspapier_eingliederungshilfe_pflege.pdf (17.09.2016).

BeB – Bundesverband evangelische Behindertenhilfe (2007). Bürgerinnen und Bürger im Heim. Empfehlende Hinweise für Mitgliedseinrichtungen und Gesetzgeber zur Neufassung des Heimrechts in den Ländern der Bundesrepublik Deutschland.

http://www.beb-ev.de/files/pdf/stellungnahmen/2007-10_empfehlung_heimg.pdf
(04.11.2016).

Beckermann, M.J., Kleinemeier, A., Kuhlmann, M., Linckh, A., Schumann, C., Wald-
schütz, E. (2014). IGeL und WANZ: Wie die Ökonomisierung in der Medizin die ambulante Versorgung verändert – Beispiele aus gynäkologischen Praxen. In: Manzei, A.,
Schmiede, R. (Hrsg.) 20 Jahre Wettbewerb im Gesundheitswesen, Gesundheit und
Gesellschaft. Springer Fachmedien Wiesbaden, S. 265-288.

Besl, S. (2011). Moderne, vernetzte Versorgungsformen. In: Kunhardt, H. (Hrsg.) Sys-
temisches Management im Gesundheitswesen. Innovative Konzepte und Praxisbeispiele. Gabler Verlag Springer Fachmedien Wiesbaden GmbH, S. 205-220.

Bessenich, J. (2015). CBP-INFO: Gründung der BAG MZEB.
http://www.google.de/url?sa=t&rct=j&q=&esrc=s&source=web&cd=9&ved=0ahUKEwic
5Zzmgp3NAhWpF5oKHQonCiEQFghQMAg&url=http%3A%2F%2Fwww.cbp.caritas.de
%2Faspe_shared%2Fdownload.asp%3Fid%3D6D469070B8C0817BAE476B575F66B
8BAF9F0C3D8047004C1767EAE0DA363DBD92C520F7F4B2D94EB62C1442942E43
E8E%26Description%3DCBP%2520Info%2520zur%2520Gr%25u0102%25u013Dndun
g%2520der%2520BAG%2520MZEB%26Filename%3DCBP-
In-
fo%2520zur%2520Gr%25FCndung%2520der%2520BAG%2520MZEB_151215.pdf&us
g=AFQjCNFhK7mGMUyPpjWY67aRBS04ykNVgw&bvm=bv.124088155,d.d24
(09.09.2016).

Bitzer, E. M., Dierks, M., Schwartz, F. (2002). ZAP Fragebogen zur Zufriedenheit in der
ambulanten Versorgung – Qualität aus Patientenperspektive. Handanweisung. Medizinische Hochschule Hannover. https://www.mh-hanno-
ver.de/fileadmin/institute/epidemiologie/epi/Arbeitsschwerpunkte/Patienten_und_Konsu
menten/downloads/zap_manual_2002.pdf (04.10.2016).

Bitzer, E. M., Lehmann, B., Bohm, S., Priess, H. W. (2015). BARMER GEK Report
Krankenhaus 2015. Asgard Verlagsservice GmbH, Siegburg. http://docs.dpaq.de/9353-
barmer_gek_report_krankenhaus_2015.pdf (04.09.2016).

BIVA - Bundesinteressenvertretung für alte und pflegebetroffene Menschen (BIVA) e.V.
(2013). Sturzprophylaxe in der Pflege. Expertenstandards leicht verständlich.
http://www.biva.de/dokumente/broschueren/Sturzprophylaxe.pdf (14.09.2016).

Blasius, J., Baur, N. (2014). Multivariate Datenanalyse. In: Baur, N., Blasius, J. (Hrsg.)
Handbuch Methoden der empirischen Sozialforschung (2014). Springer Fachmedien
Wiesbaden, S. 997-1016.

BMG - Bundesministerium für Gesundheit (2012). Informationen zur Integrierten Versorgung des Bundesministeriums für Gesundheit. http://www.bmg.bund.de/fileadmin/dateien/Downloads/I/Integrierte_Versorgung/Informa tionen_zur_Integrierten_Versorgung.pdf (05.09.2016).

Bölt, U., Graf, Th. (2012). 20 Jahre Krankenhausstatistik. Statistisches Bundesamt, Wirtschaft und Statistik. https://www.destatis.de/DE/Publikationen/WirtschaftStatistik/Gesundheitswesen/20Jahr eKrankenhausstatistik.pdf?__blob=publicationFile (04.09.2016).

Bortz, J., Döring, N. (2006). Forschungsmethoden und Evaluation für Human- und Sozialwissenschaftler. 4., überarb. Aufl., Springer Medizin Verlag Heidelberg.

Bourier, G. (2014). Beschreibende Statistik. Praxisorientierte Einführung – Mit Aufgaben und Lösungen. 12., überarb. und akt. Auflage, Springer Gabler, Springer Fachmedien Wiesbaden.

BQS – Institut für Qualität und Patientensicherheit (2013). Ergebnisqualität und Patientenzufriedenheit für stationäre und ambulante Einrichtungen der geriatrischen Rehabilitation. BQS Institut für Qualität und Patientensicherheit GmbH. http://www.bqs.de/leistungen/19-presse/pressemeldungen/71-ergebnisqualitaet-und-patientenzufriedenheit-fuer-stationaere-und-ambulante-einrichtungen-der-geriatrischen-rehabilitation (26.09.2016).

Braun, B. (2014). Auswirkungen der DRGs auf Versorgungsqualität und Arbeitsbedingungen im Krankenhaus. In: Manzei, A., Schmiede, R. (Hrsg.) 20 Jahre Wettbewerb im Gesundheitswesen, Gesundheit und Gesellschaft. Springer Fachmedien Wiesbaden, S. 91–114.

Braun, B., Buhr, P., Klinke, S., Müller, R., Rosenbrock, R. (2010a). Pauschalpatienten, Kurzlieger und Draufzahler – Auswirkungen der DRGs auf Versorgungsqualität und Arbeitsbedingungen im Krankenhaus. Verlag Hans Huber, Bern.

Braun, B., Klinke, S., Müller, R. (2010b). Auswirkungen des DRG-Systems auf die Arbeitssituation im Pflegebereich von Akutkrankenhäusern. Pflege&Gesellschaft 2010 (1), S. 5-18. http://www.dg-pflegewissenschaft.de/2011DGP/wp-content/uploads/2012/08/DGP-1-2010_P+G.pdf (10.09.2016).

Braun, B., Klinke, S., Müller, R., Rosenbrock, R. (2010c). Einfluss der DRGs auf Arbeitsbedingungen und Versorgungsqualität von Pflegekräften im Krankenhaus – Ergebnisse einer bundesweiten schriftlichen Befragung von Pflegekräften an Akutkrankenhäusern in den Jahren 2003, 2006 und 2008. Executive summary. http://www.google.de/url?sa=t&rct=j&q=&esrc=s&source=web&cd=3&ved=0ahUKEwimPqA-YfPAhXIVRQKHbZDAHIQFgguMAI&url=http%3A%2F%2Fwww.socium.uni-

bre-

men.de%2Flib%2Fdownload.php%3Ffile%3D42b0c96560.pdf%26filename%3D2010_

Ein-

fluss_der_DRGs.pdf&usg=AFQjCNFBcUu8yyXB5WlJCaKfOkAkBjIAmA&bvm=bv.1324

79545,d.d24 (11.09.2016).

Braun, G. E., Schumann, A., Güssow, J. (2013). Bedeutung innovativer Versorgungsformen und grundlegende Finanzierungs- und Vergütungsaspekte: Einführung und
Überblick über die Beiträge. http://www.gesundheitsmanagement-braun.de/wp-
content/uploads/2013/10/Bedeutung-innovativer-Versorgungsformen.pdf (06.09.2016).

Breuer, M., Baumann-Hölzle, R. (2012). Mögliche Auswirkungen der Einführung von
DRGs auf vulnerable Patientengruppen. Schweizerische Ärztezeitung | Bulletin des
médecins suisses | Bollettino dei medici svizzeri | 2012 (93) 1/2.
http://www.saez.ch/docs/saez/archiv/de/2012/2012-01/2012-01-974.pdf (12.09.2016).

BRK-Allianz (2013). Für Selbstbestimmung, gleiche Rechte, Barrierefreiheit, Inklusion!
Erster Bericht der Zivilgesellschaft zur Umsetzung der UN-
Behindertenrechtskonvention in Deutschland. BRK-Allianz - Allianz der deutschen
Nichtregierungsorganisationen zur UN-Behindertenrechtskonvention.
http://www.weibernetz.de/Parallelbericht_FINAL.pdf (04.09.2016).

Bruggemann, A. (1974). Zur Unterscheidung verschiedener Formen von Arbeitszufrie-
denheit. Arbeit und Leistung, 1974 (11), S. 281-284.

Brüggenjürgen, B., Willich, S. N. (2006). Nutzbarkeit von Datenbanken in der Gesundheitsökonomie. Bundesgesundheitsblatt - Gesundheitsforschung - Gesundheitsschutz
2006 (1), S. 11-18.

Brühl, P. (2009). Gesundheitsversorgung bei Menschen mit geistiger Behinderung.
Patienten-Beschwerde- und Beratungsstelle des UKB Bonn, Bonn-Venusberg.
http://www.lveb-nrw.de/Prof_Bruehl_Gesundheitsversorgung.pdf (20.09.2016).

Bühner, M. (2011). Einführung in die Test- und Fragebogenkonstruktion. 3., akt. u. erw.
Auflage. Pearson Studium, ein Imprint von Pearson Education Deutschland GbmH.
https://books.google.de/books?id=Y4990CfV3wgC&printsec=frontcover&redir_esc=y#v
=onepage&q&f=false (05.09.2016).

Bühring, P. (2014) Hausarztzentrierte Versorgung in Baden-Württemberg: Chronisch
kranke und ältere Patienten profitieren. In: Deutsches Ärzteblatt, 2014 (38).
http://www.aerzteblatt.de/archiv/162780/Hausarztzentrierte-Versorgung-in-Baden-
Wuerttemberg-Chronisch-kranke-und-aeltere-Patienten-profitieren (28.09.2016).

Bunzemeier, J. (2004). Abbildung der High Outlier im G-DRG-System 2004. http://d-nb.info/972692576/34 (03.09.2016).

Burzan, N. (2014). Indikatoren. In: Baur, N., Blasius, J. (Hrsg.) Handbuch Methoden der empirischen Sozialforschung. Springer Fachmedien Wiesbaden, S. 1029-1036.

Busse, R. (2015). Stationäre Fallzahlsteigerungen. Hintergrund und Ergebnisse des deutschen Forschungsauftrags zur Mengenentwicklung. http://www.fmh.ch/files/pdf16/2015_05_12_Praesentation_Busse_Reinhard_D.pdf (04.11.2015).

Busse, R. (2011). Bekämpfung chronischer Krankheiten und Versorgung chronisch Kranker – international. Die BKK 2011 (03). https://www.mig.tu-berlin.de/fileadmin/a38331600/2011.publications/2011.rb_bkk99.pdf (04.11.2016).

Busse, R. (2006). Gesundheitsökonomie. Ziele, Methodik und Relevanz. Bundesgesundheitsblatt - Gesundheitsforschung - Gesundheitsschutz 2006 (1), S. 3-10.

BWKM – Bundesverband für körper- und mehrfachbehinderte Menschen e.V.(o. J.) Glossar: Kinder mit cerebralen Bewegungsstörungen. Mehrfachbehinderung. http://bvkm.de/glossar/ (13.09.2016).

Cleff, T. (2011). Deskriptive Statistik und moderne Datenanalyse: Eine computergestützte Einführung mit Excel, PASW (SPSS) und STATA. 2. überarb. und erw. Aufl., Gabler Verlag, Springer Fachmedien Wiesbaden GmbH. https://books.google.de/books?id=FHYpBAAAQBAJ&pg=PA4&lpg=PA4&dq=arten+der+statistik&source=bl&ots=IWg-PeiD6c&sig=gINRfMya6dpjEgGsbQZXmZrClcA&hl=de&sa=X&sqi=2&ved=0ahUKEwjy26KbsdTNAhVCfRoKHYA6DuIQ6AEINTAC#v=onepage&q=arten%20der%20statistik&f=false (02.09.2016).

Dag, S. (2002). Methoden empirischer Sozialforschung. Fachhochschule Potsdam. http://forge.fh-potsdam.de/~stadtentwicklung/sozialforschung-referat.htm (02.09.2016).

DBfK e.V. - Deutscher Berufsverband für Pflegeberufe (2015). Zahlen – Daten – Fakten „Pflege". https://www.dbfk.de/media/docs/download/Allgemein/Zahlen-Daten-Fakten-Pflege-2015-03.pdf (15.10.2016).

Denzin, N.K. (1978). The research act. New York: McGraw Hill.

Destatis – Statistisches Bundesamt (2016). Krankheitskosten. https://www.destatis.de/DE/ZahlenFakten/GesellschaftStaat/Gesundheit/Krankheitskosten/Tabellen/KrankheitsklassenAlter.html;jsessionid=ABA898A0185641C5E2E12995081E7681.cae2 (16.10.2016).

https://www.destatis.de/DE/ZahlenFakten/GesellschaftStaat/Gesundheit/Krankheitskos
ten/Krankheitskosten.html (16.10.2016).

Destatis – Statistisches Bundesamt (2014). Kosten der Krankenhäuser nach Bundes-
ländern im Jahr 2014.
https://www.destatis.de/DE/ZahlenFakten/GesellschaftStaat/Gesundheit/Krankenhaeus
er/Tabellen/KostenKrankenhaeuserBL.html (04.11.2016)

Destatis – Statistisches Bundesamt (2013). 80,5 Millionen Einwohner am Jahresende
2012 – Bevölkerungszunahme durch hohe Zuwanderung. Pressemitteilung Nr. 283
vom 27.08.2013.
https://www.destatis.de/DE/PresseService/Presse/Pressemitteilungen/2013/08/PD13_2
83_12411.html (13.10.2016).

Deutscher Ethikrat (2016). Patientenwohl als ethischer Maßstab für das Krankenhaus.
Stellungnahme vom 05.04.2016. http://www.ethikrat.org/dateien/pdf/stellungnahme-
patientenwohl-als-ethischer-massstab-fuer-das-krankenhaus.pdf (01.09.2016).

Deutscher Ethikrat (2014). Krankenhäuser sollen die Belange behinderter Menschen
berücksichtigen. Pressemitteilung 02/2014 des Deutschen Ethikrates, Berlin.
http://www.ethikrat.org/presse/pressemitteilungen/2014/pressemitteilung-02-2014
(31.08.2016).

DGPPN - Deutsche Gesellschaft für Psychiatrie und Psychotherapie, Psychosomatik
und Nervenheilkunde (2009). Psychische Erkrankungen bei Menschen mit geistiger
Behinderung. Welcher Patient braucht was, wann und wie in der Lebensspanne? 5.
Hauptstadtsymposium der Deutschen Gesellschaft für Psychiatrie und Psychotherapie,
Psychosomatik und Nervenheilkunde.
http://www.dgppn.de/veranstaltungen/hauptstadtsymposium/fuenteshauptstadtsymposi
um.html (03.09.2016).

DKG - Deutsche Krankenhausgesellschaft. (2015a). Eckdaten der Krankenhausstatistik.
http://www.dkgev.de/media/file/22407.Eckdaten_Krankenhausstatitsik_Stand_2015-12-
10.pdf (17.09.2016).

DKG - Deutsche Krankenhausgesellschaft (2015b). Stellungnahme der Deutschen
Krankenhausgesellschaft zum Antrag der Fraktion BÜNDNIS 90/ DIE GRÜNEN. Die
gesundheitliche Versorgung von Menschen mit Behinderung menschenrechtskonform
gestalten. 4. Mai 2015.
https://www.bundestag.de/blob/373466/bed8f4d76c89d1e4b1cf96145569664d/deutsch
e-krankenhausgesellschaft-e--v---dkg--data.pdf (27.09.2016).

DKG – Deutsche Krankenhausgesellschaft. (2010). Krankenhausstatistik.
http://www.dkgev.de/media/file/7330.Foliensatz_Krankenhausstatistik_20100129.pdf
(17.09.2016).

Donabedian, A. (2005). Evaluating the Quality of Medical Care. In: Milbank Quarterly,
a multidisciplinary journal of population health and health policy 2005 Dec; 83 (4).
http://www.ncbi.nlm.nih.gov/pmc/articles/PMC2690293/ (31.10.2016).

Dörscheln, I., Lachetta, R., Schulz, M. (2013). Pflege erwachsener Patient(inn)en mit
Lern- und Körperbehinderungen im Akutkrankenhaus – ein systematisches Review.
Fachhochschule der Diakonie, Bielefeld. Verlag Hans Huber, Hogrefe AG, Bern, Pflege
2013 (1), S. 42-54. http://docplayer.org/21539644-Pflege-erwachsener-patient-inn-en-
mit-lernund-koerperbehinderungen-im-akutkrankenhaus-ein-systematisches-
review.html (24.09.2016).

Eiff, W., Schüring, S. (2011). Kürzere Akut-Verweildauern erhöhen Aufwand in der
Reha. Deutsches Ärzteblatt, 2011 (21). http://data.aerzteblatt.org/pdf/108/21/a1164.pdf
(05.09.2016).

Engel, C., Szrama, E., Häßler, F. (2010). Die psychopharmakologische Therapie von
Menschen mit geistiger Behinderung. Ein Vergleich der Jahre 1991 und 2005. Psychiatrische Praxis 2010 (37), S. 391-396, Georg Thieme Verlag KG Stuttgart · New York.

Fotosearch® (o. J.).
http://images.google.de/imgres?imgurl=http%3A%2F%2Fcdn.grid.fotosearch.com%2F
CSP%2FCSP992%2Fk13154707.jpg&imgrefurl=http%3A%2F%2Fwww.fotosearch.de
%2Fclip-
art%2Ffu%C5%259Fg%25C3%25A4nger.html&h=180&w=180&tbnid=Ep6m5aynMD
Yp6M%3A&docid=IEbrJIC27PXCIM&ei=DETMV6HVF8S4UdO6hdgO&tbm=isch&iact=r
c&uact=3&dur=465&page=0&start=0&ndsp=54&ved=0ahUKEwihi9jKifbOAhVEXBQKH
VNdAesQMwhMKBQwFA&bih=1031&biw=1829 (12.11.2016).

Franzen, A. (2014). Antwortskalen in standardisierten Befragungen. In: Baur, N., Blasius, J. (Hrsg.) Handbuch Methoden der empirischen Sozialforschung. Springer
VS/Springer Fachmedien Wiesbaden, S. 701-712.

G-BA - Gemeinsamer Bundesausschuss (2015). Struktur-, Prozess- und Ergebnisqualität. https://www.g-
ba.de/institution/themenschwerpunkte/qualitaetssicherung/ergebnisqualitaet/
(26.09.2016).

Geissler, A. (2013). DRG-Systeme in Europa. ZVEI-Jahreskongress 2013.
https://www.mig.tu-

berlin.de/fileadmin/a38331600/2013.lectures/Berlin_2013.06.04.ag_ZVEI_DRG.pdf (31.08.2016).

Geissler, A., Quentin, W., R. Busse, R. (2014). Können deutsche DRGs den Ressourcenverbrauch eines Krankenhauses sachgerecht abbilden? Eine empirische Analyse auf Grundlage von patientenbezogenen Kosten- und Leistungsdaten für 10 Krankheitsbilder. Gesundheitswesen 2014 (76), S. 284–296.

Gerlach, F. (2016). Die Mauer muss weg! Die in Deutschland ausgeprägte Abschottung zwischen Kliniken und Praxen ist für Patienten zu gefährlich und für uns alle zu teuer. Statement von Prof. Dr. med. Ferdinand M. Gerlach, MPH. Pressekonferenz zum Krankenhaus-Report 2016. AOK-Bundesverband und Wissenschaftliches Institut der AOK (WIdO) 29. Februar 2016, Berlin. http://aok-bv.de/imperia/md/aokbv/presse/pressemitteilungen/archiv/2016/05_statement_gerlach _pk_khr_2016_01_web.pdf (04.10.2016).

Gerlinger, T., Noweski, M. (2012). Allgemeine Charakteristika. bpb – Bundeszentrale für politische Bildung. http://www.bpb.de/politik/innenpolitik/gesundheitspolitik/72724/allgemeine-charakteristika (21.10.2016).

Geschwindner, H., Bieri-Brüning, G. (2013). Nahtlose Übergangspflege: Von der institutionellen Betreuung bis nach Hause. ZögU - Zeitschrift für öffentliche und gemeinwirtschaftliche Unternehmen 2013 (2-3), S. 106-118. http://www.zoegu.nomos.de/fileadmin/zoegu/doc/Aufsatz_ZoegU_13_2-3.pdf (06.10.2016).

GKV – Spitzenverband (2016). Kennzahlen der gesetzlichen Krankenversicherung. Zuletzt aktualisiert: September 2016. https://www.gkv-spitzenverband.de/media/grafiken/gkv_kennzahlen/kennzahlen_gkv_2016_q2/GKV_Kennzahlen _Booklet_Q2-2016_300dpi_2016-09-20.pdf (15.10.2016).

GKV–Spitzenverband (2015). Qualität - verbessern, sichern, veröffentlichen. Geschäftsbericht 2014. Hrsg: GKV–Spitzenverband, Berlin. https://www.gkv-spitzenver-band.de/media/dokumente/presse/publikationen/geschaeftsberichte/GKV_GB2014_we b_barrierefrei.pdf (08.10.2016).

GKV-Spitzenverband (2012). Faktenblatt. Thema PEPP. https://www.gkv-spitzenver-band.de/media/dokumente/presse/pressekonferenzen_gespraeche/2012_2/121217_pe pp/Faktenblatt_PEPP_2012-12-14.pdf (01.09.2016).

Glaeske, G. (2011). Die Entwicklung der Arzneimittelausgaben im deutschen Gesundheitssystem In: Lieb K., Klemperer D., Ludwig W. D. (Hrsg.) Interessenkonflikte in der
Medizin. Hintergründe und Lösungsmöglichkeiten. Springer-Verlag Berlin Heidelberg
2011, S.139-158.

Glaeske, G. (2009). Mehr Qualität durch Privatisierung? Innovative Konzepte für öffentliche Dienstleistungen. Expertengespräch III. Das Gesundheits- und Pflegesystem als
Patient: Innovative Rezepte für gute Behandlungsqualität und gute Arbeitsbedingungen. Friedrich-Ebert-Stiftung, Bremen.
http://www.fes.de/wiso/pdf/dienstleistung/2009/050309/glaeske.pdf (18.08.2016).

Glaeske, G., Schicktanz, C. (2014). BARMER GEK Arzneimittelreport 2014. Barmer
GEK. http://presse.barmer-
gek.de/barmer/web/Portale/Presseportal/Subportal/Presseinformationen/Archiv/2014/1
40527-Arzneimittelreport/PDF-Arzneimittelreport-2014,property=Data.pdf (14.09.2016).

Habermann-Horstmeier, L., Bührer, S. (2015). Welche Maßnahmen der Betrieblichen
Gesundheitsförderung bieten Behinderten-Wohneinrichtungen ihrem Betreuungsper-
sonal an? ASU – Arbeitsmed Sozialmed Umweltmed, 2015 (50), S. 363-370.
http://www.asu-arbeitsmedizin.com/ASU-2015-5/Welche-Massnahmen-der-
Betrieblichen-Gesundheits-foerderung-bieten-Behinderten-Wohneinrichtungen-ihrem-
Betreuungspersonal-an,QUIEPTY0OTYyOCZNSUQ9MTEwNTc2.html (13.09.2016).

Habermann-Horstmeier, L., Bührer, S. (2014). Studie zur Arbeitssituation von Betreuungskräften in Behinderten-Wohneinrichtungen. Vortrag auf dem HeilberufeSCIENCE-
Symposium im Rahmen des Interprofessionellen Gesundheitskongresses, Dresden -
18. April 2015. http://www.studium-public-health.de/unser-team-1/habermann-
horstmeier/ (13.09.2016).

Hagenbichler, E. (2010). Das österreichische LKF-System. Hrsg.: Bundesministerium
für Gesundheit Österreich, Bereich I/B, Wien.
http://www.bmgf.gv.at/cms/home/attachments/1/4/8/CH1164/CMS1098272734729/lkf-
broschuere_bmg_2010_nachdruck_2011.pdf (20.11.2016).

Hampel, E., Gausmann, P., Federhen, S. (2016) Patientensicherheit im Krankenhaus
2025. Eine Delphi-Studie mit Experten in der Gesundheitsversorgung (Teil 1). das
Krankenhaus 2016 (4) S. 286–290.
http://www.grb.de/fileadmin/media/images/publikationen/Hampel___Gausmann__Fede
rhen._Delphi-Studie_PS_2025__Teil1__das_Krankenhaus_04_2016.pdf (04.11.2016).

Harenski, K. (2007). Geistig behinderte Menschen im Krankenhaus: Alles andere als
Wunschpatienten. Deutsches Ärzteblatt, 2007 (27) Deutscher Ärzte-Verlag GmbH,

Köln. http://www.aerzteblatt.de/archiv/56244/Geistig-behinderte-Menschen-im-Krankenhaus-Alles-andere-als-Wunschpatienten?src=search (02.09.2016).

Hasseler, M. (2015a). Menschen mit geistigen und mehrfachen Behinderungen als vulnerable Bevölkerungsgruppe in gesundheitlicher Versorgung. Ausgewählte Ergebnisse einer qualitativ-explorierenden Untersuchung mit dem Fokus auf defizitären Erfahrungen. Die Rehabilitation 2015 (54), S. 369–374.

Hasseler, M (2015b). Menschen mit geistigen und mehrfachen Behinderungen in der akut-stationären Versorgung. Ausgewählte Ergebnisse einer qualitativ-explorativen Untersuchung. DMW - Deutsche Medizinische Wochenschrift 2015 (140), S. 217-223.

Hasseler, M. (2014). Menschen mit geistigen und mehrfachen Behinderungen als vulnerable Bevölkerungsgruppe in gesundheitlicher Versorgung. DMW – Deutsche Medizinische Wochenschrift 2014 (139), S. 2030-2034.

Häßler, F. (2016). Behandlung von Menschen mit geistiger Behinderung. In: Messer, T., Schmauß, M. Polypharmazie in der Behandlung psychischer Erkrankungen. 3. Auflage, Springer-Verlag Wien, S. 115-130.

Häßler, F., Fegert J.-M. (2011). Geistige Behinderung und Minderbegabung. In: Fegert, J.-M, Streeck-Fischer, A., Freyberger, H.-J. Kompendium Adoleszenzpsychiatrie. Krankheitsbilder mit CME-Fragen. Stuttgart, Schattauer, S. 321-346. https://books.google.de/books?id=uBQhHkGm7qwC&pg=PA321&lpg=PA321&dq=H%C3%A4%C3%9Fler+Geistige+Behinderung+und+Minderbegabung&source=bl&ots=RWXCwdyJl-&sig=1hDS7sOgEHFMT6pjjRuaBjpab8c&hl=de&sa=X&ved=0ahUKEwiY7db5w8PNAhWBGhQKHX41AhUQ6AEIOjAG#v=onepage&q=H%C3%A4%C3%9Fler%20Geistige%20Behinderung%20und%20Minderbegabung&f=false (31.10.2016).

Häussler, B., Stapf-Finé, H. (1998). Kostenverlagerung vom Krankenhaus in die Praxis. IGES - das Institut für Gesundheits- und Sozialforschung, Berlin. Deutsches Ärzteblatt 95, Heft 3, 16. Jan. 1998. http://www.aerzteblatt.de/pdf/95/3/a75-78.pdf (07.10.2016).

Henke, K. D., Martin, K. (2006). Die Krankheitskostenrechnung als Entscheidungshilfe. Bundesgesundheitsblatt - Gesundheitsforschung - Gesundheitsschutz 2006 (1), S. 19-27.

Herrmann, M. L. H., von Waldegg, G. H., Kip, M., Lehmann, B., Andrusch, S., Straub, H., Robra, B.-P. (2015). Hausärztliche Arzneimittelpriorisierung bei stationär entlassenen, multimorbiden, älteren Patienten – Ein Vignetten-Ansatz aus der Hausarzt-Perspektive. Das Gesundheitswesen 2015 (77), S. 16–23.

Heyen, N., Reiß, T. (2014a). Das Gesundheitswesen aus Innovationssystemperspektive: Acht Thesen und Handlungsmöglichkeiten. Teil 1. Sozialer Fortschritt 2014 (10), S. 245-252. http://www.isi.fraunhofer.de/isi-wAssets/docs/t/de/publikationen/Heyen-Reiss-2014-Teil-1-Analyse-des-Gesundheitswesens-aus-Innovationssystemperspektive.pdf (19.11.2016).

Heyen, N., Reiß, Th. (2014b). Das Gesundheitswesen aus Innovationssystemperspektive: Acht Thesen und Handlungsmöglichkeiten. Teil 2. Sozialer Fortschritt 2014 (11), S. 267-276. http://www.isi.fraunhofer.de/isi-wAssets/docs/t/de/publikationen/Heyen-Reiss-2014-Teil-2-Analyse-des-Gesundheitswesens-aus-Innovationssystemperspektive.pdf (19.11.2016).

Hilgers, S. (2011). DRG-Vergütung in deutschen Krankenhäusern: Auswirkungen auf Verweildauer und Behandlungsqualität. Sprinter Fachmedien Wiesbaden GmbH.

Huinink, J. (2014). Messung von sozialer Ungleichheit. In: Baur, N., Blasius, J. (Hrsg.) Handbuch Methoden der empirischen Sozialforschung (2014). Springer VS/Springer Fachmedien Wiesbaden, S. 1037-1050.

ICD-Code (2016). F70-F79 Intelligenzstörung. http://www.icd-code.de/icd/code/F71.-.html (04.11.2016).

InEK – Institut für das Entgeltsystem im Krankenhaus GmbH (2016). Extremkostenbericht gem. § 17b Abs. 10 KHG für 2016. Systematische Prüfung statistisch ermittelter Kostenausreißer des Datenjahres 2014. Siegburg. http://www.g-drg.de/cms/G-DRG-System_2016/Extremkostenbericht_gem._17b_Abs._10_KHG (08.09.2016).

InEK – Institut für das Entgeltsystem im Krankenhaus GmbH (2013). G-DRG-Begleitforschung gem. § 17b Abs. 8 KHG. Endbericht des dritten Forschungszyklus (2008 bis 2010). Untersuchung im Auftrag des deutschen DRG-Institutes (InEK). IGES Institut GmbH, Berlin. http://www.sozialpolitik-aktuell.de/tl_files/sozialpolitik-aktuell/_Politikfelder/Gesundheitswesen/Dokumente/Begleitforschung%20Fallpauschale%20Versorgung%202013Bericht%20downloadoptimiert.pdf (08.09.2016).

InEK - Institut für das Entgeltsystem im Krankenhaus GmbH (2011). G-DRG-Begleitforschung gem. § 17b Abs. 8 KHG. Endbericht des zweiten Forschungszyklus (2006 bis 2008). Untersuchung im Auftrag des deutschen DRG-Institutes (InEK). IGES Institut GmbH, Berlin. https://www.gkv-spitzenverband.de/media/dokumente/krankenversicherung_1/krankenhaeuser/drg/drg_begleitforschung/DRG_Begleitforschung_Endbericht_2_Zyklus_2006_-_2008_2011_06.pdf (18.09.2016).

Irblich, D. (2011). Geistige Behinderung und Intelligenzminderung - Anmerkungen zu Terminologie, Phänomenologie und Diagnostik aus psychologischer Sicht. In: Medizin für Menschen mit geistiger oder mehrfacher Behinderung, 2011, Heft 2, Jahrgang 8. Edition Bentheim.

Iserloh, M., Kox, W.J. Einfluss leistungs- und fallbezogener Faktoren auf Erlöse und Kosten der Krankenhäuser. Gesundheitswesen 2015 (77), S. 31-36.

jwk-Akademie – Johann Wilhelm Klein Akademie. Fortbildungsreihe Medizin für Menschen mit geistiger oder mehrfacher Behinderung. http://www.jwk-akademie.de/de/bildungsangebote/seminardetails/medizin/ (06.12.2016).

Kägi, W., Frey, M., Lobsiger, M. (2014). Einfluss der KVG-Revision Spitalfinanzierung auf das Verhalten der Spitäler – Erste Bestandsaufnahme und Konzeptstudie. Schlussbericht. http://www.bss-basel.ch/images/stories/bss-basel/downloads/b,s,s.-studie_verhalten_der_spitaeler.pdf (19.09.2016).

Kamp, F., Walter, P., Bücheler, R. (2014). Kostenentwicklung, Regulierung und Wirtschaftlichkeitsprüfung im GKV-Arzneimittelbereich. Das Gesundheitswesen 2014 (76), S. 7–18.

KBV - Kassenärztlichen Bundesvereinigung (2016). Patientenbefragungen im Qualitätsmanagement. ZAP-Fragebogen. Stand 08.01.2016. http://www.kbv.de/html/6332.php (19.11.2016).

Kelle, U. (2014). Mixed Methods. In: Baur, N., Blasius, J. (Hrsg.) Handbuch Methoden der empirischen Sozialforschung. Springer VS, Springer Fachmedien Wiesbaden, S. 153-166.

Keller-Janker, I. (2014). Allgemeinärztlicher Praxisalltag heute. In: Manzei, A., Schmiede, R. (Hrsg.): 20 Jahre Wettbewerb im Gesundheitswesen. Theoretische und empirische Analysen zur Ökonomisierung von Medizin und Pflege. Springer VS, Springer Fachmedien Wiesbaden, S. 289-298.

Kirchhoff, S., Kuhnt, S., Lipp, P., Schlawin, S. (2010). Der Fragebogen. Datenbasis, Konstruktion und Auswertung. 5. Aufl., VS Verlag für Sozialwissenschaften | Springer Fachmedien Wiesbaden GmbH.

Kludas, E. (2008). Aktuelle Entwicklungen in der Behindertenhilfe. Caritas Behindertenhilfe und Psychiatrie e. V. http://www.google.de/url?sa=t&rct=j&q=&esrc=s&source=web&cd=15&ved=0ahUKEwi49cTu6ZzNAhUEVxQKHfFRA3U4ChAWCDIwBA&url=http%3A%2F%2Fwww.cbp.carit as.de%2Faspe_shared%2Fdownload.asp%3Fid%3DC82A7BA8CAE60DD9051220FA ADA08CD8F784E1B0953D27D33D7268BEA1210EE868B0D8E1CAA526502617CB0

C874265C1%26Description%3DBPG%2520Aktuelle%2520Entwicklungen%26Filenam
e%3D2008%252011%252010.%2520BPG%2520Aktuelle%2520Entwicklungen%2520i
n%2520der%2520Behindertenhilfe%2520-.pdf&usg=AFQjCNGEU8w11XX9ra9HGo-
Z8ep0PZR8PQ (10.09.2016).

Köchert, R. (2014). Auswirkungen der Ökonomisierung auf die Versorgungsqualität in
der Neurologie und Psychiatrie. In: Manzei, A., Schmiede, R. (Hrsg.): 20 Jahre Wettbewerb im Gesundheitswesen. Theoretische und empirische Analysen zur Ökonomisierung von Medizin und Pflege. Springer VS, Springer Fachmedien Wiesbaden, S.
299-318.

Köhncke, Y. (2009). Alt und behindert. Wie sich der demografische Wandel auf das
Leben von Menschen mit Behinderung auswirkt. Berlin-Institut für Bevölkerung und
Entwicklung. http://www.berlin-
institut.org/fileadmin/user_upload/Alt_behindert/Alt_und_behindert_online.pdf
(02.09.2016).

Korzilius, H. (2010). Leistungsverlagerung stationär/ambulant: Ringen um die Messme-
thode. Deutsches Ärzteblatt, 2010 (24). http://www.aerzteblatt.de/archiv/77067
(07.09.2016).

Krebs, D. (2011). Agree-Disagree Response Format versus Importance Judgment. In:
ESRA Conference Lausanne Programme Book. 4th Conference of the European Survey Research Association (ESRA).
http://www.europeansurveyresearch.org/sites/default/files/ESRA_Conference_2011_Pr
ogramme_Book_1.pdf (21.09.2016).

Kuckartz, U. (2014). Mixed Methods. Methodologie, Forschungsdesigns und Analyseverfahren. Springer Fachmedien Wiesbaden.

Kuckartz, U., Rädiker, S., Ebert, T., Schehl, J. (2013). Statistik. Eine verständliche Einführung. 2., überarb. Auflage, Springer VS, Springer Fachmedien Wiesbaden.

Lang, R. (2009). Organizational Survey. In: Kühl, S., Strodtholz, P., Taffertshofer, A.
(Hrsg.) Handbuch Methoden der Organisationsforschung. Quantitative und Qualitative
Methoden, VS Verlag für Sozialwissenschaften | GWV Fachverlage GmbH, Wiesba-
den, S. 435-457.

Latcheva, R., Davidov, E. (2014). Skalen und Indizes. In: Baur, N., Blasius, J. (Hrsg.)
Handbuch Methoden der empirischen Sozialforschung. Springer VS/Springer Fachmedien Wiesbaden, S. 745-756.

Leber, W.D., Wasem, J. (2016). Ambulante Krankenhausleistungen – ein Überblick,
eine Trendanalyse und einige ordnungspolitische Anmerkungen. In: Klauber, J., Gera-

edts, M., Friedrich, J., Wasem, J. (Hrsg.) Krankenhaus-Report 2016. Schwerpunkt: Ambulant im Krankenhaus. S. 3-28.

http://www.wido.de/fileadmin/wido/downloads/pdf_krankenhaus/wido_kra_khr2016_kap_1_0216.pdf (01.09.2016).

Lemberg, C., Pfaff, U., Stockmann, J., Reymond, MA (2011). Die Benachteiligung von Krankenhauspatienten mit geistiger und mehrfacher Behinderung im gegenwärtigen DRG-System: eine Analyse am Beispiel ausgewählter stationär-chirurgischer Eingriffe. https://www.thieme-connect.com/products/ejournals/abstract/10.1055/s-0031-1288980 (29.09.2016).

Leu, A. (2015). Einfluss der SwissDRG auf die vulnerablen Patientengruppen in der Schweiz. De Gruyter GmbH, Berlin/Boston. https://books.google.de/books?id=QqSICQAAQBAJ&pg=PA41&lpg=PA41&dq=Verschl echterung+der+station%C3%A4ren+Versorgung+und+des+Zugangs&source=bl&ots=-xLy9OpaYD&sig=5H5I3OPa6ZFrZsyOG8mcaYq0kug&hl=de&sa=X&ved=0ahUKEwjfr_qdwanLAhWJQpoKHYInBCYQ6AEIJzAB#v=onepage&q&f=false (30.09.2016).

Leu, A., Gächter, T., Elger, B. (2015). Führt Swiss-DRG zu einer Minderversorgung vulnerabler Patientengruppen? Pflegerecht – Pflegewissenschaft, Stämpfli Verlag AG Bern, 2015 (1), S. 9-14. http://www.careum.ch/documents/20181/63526/Leu_2015_FuehrtSwissDRGZuEinerMi nderversorgung.pdf/ecc82275-3fd5-404e-89d0-b4c3b53655d5 (24.09.2016).

LHO – Lebenshilfe Österreich (2014). Beeinträchtigung – Medizin. Arbeitsunterlagen 2003 – 2014. http://www.google.de/url?sa=t&rct=j&q=&esrc=s&source=web&cd=1&ved=0ahUKEwiM 5964np3OAhUG8RQKHdwlDdYQFggcMAA&url=http%3A%2F%2Fwww.lebenshilfe.at %2Findex.php%3F%2Fde%2Fcontent%2Fdownload%2F6505%2F43450%2Ffile%2F5 aDoku%2520Medizin%25202003-2014%2520Arbeitsunterlagen%2520MB%25202014.pdf&usg=AFQjCNE7846Lz8PxM6 vl9ua2aJhLpW8Qzw&bvm=bv.128617741,d.bGg (31.09.2016).

Liebold, R., Trinczek, R. (2009). Experteninterview. In: Kühl, S., Strodtholz, P., Taffertshofer, A. (Hrsg.): Handbuch Methoden der Organisationsforschung. Quantitative und Qualitative Methoden. VS Verlag für Sozialwissenschaften | GWV Fachverlage GmbH, Wiesbaden, S. 32-56.

Litsch, M. (2016). Mehr als die Summe aller Teile. Die fachärztlich-ambulante Versorgung muss ein Ganzes werden. Statement von Martin Litsch, Vorstand des AOK-Bundesverbandes. Pressekonferenz zum Krankenhaus-Report 2016. AOK-Bundesverband und Wissenschaftliches Institut der AOK (WIdO), 29. Februar 2016,

Berlin. http://aok-
bv.de/imperia/md/aokbv/presse/pressemitteilungen/archiv/2016/06_statement_litsch_p
k_khr_2016_web.pdf (05.09.2016).

Ludwig-Mayerhofer, W. (o. J.). Standardisierte Befragung. Universität Siegen.
https://www.uni-siegen.de/phil/sozialwissenschaften/soziologie/mitarbeiter/ludwig-
mayerhofer/methoden/methoden_downloads/meth1_6.pdf (30.09.2016).

Maio, G. (2014). Gefährdung der Patientensicherheit im Zeitalter der DRGs. ZEFQ –
Die Zeitschrift für Evidenz, Fortbildung und Qualität im Gesundheitswesen, 2014 (108)
S. 32-34.

Marckmann, G., Strech, D. (2009). Auswirkungen der DRG-Vergütung auf ärztliche
Entscheidungen: Eine ethische Analyse. Zeitschrift für medizinische Ethik 2009 (55), S.
15-27.

Martin, P., Poppele, G. (2014). Medizin orientiert am Menschen. Status Quo und Perspektiven der medizinischen Versorgung von Mensch mit geistiger Behinde-
rung/Entwicklungsstörungen in Deutschland. https://www.diakonie-
stetten.de/fileadmin/diakonie-
stet-
ten/Ueber_uns/Magazin_Im_Leben/2014_12_Im_Leben_Ausgabe_3_f%C3%BCr_Inter
net.pdf (26.09.2016).

Mayring, P. (2002). Einführung in die qualitative Sozialforschung. Beltz Verlagsgruppe,
Weinheim. https://content-select.com/de/portal/media/view/519cc175-22c0-4343-83c4-
253d5dbbeaba (01.09.2016).

Meier, G., Hansen, J. (2014). Quotenverfahren. In: ADM - Arbeitskreis Deutscher
Markt- und Sozialforschungsinstitute e.V. Stichproben-Verfahren in der Umfragefor-
schung. Eine Darstellung für die Praxis. 2., akt. u. erw. Auflage, Springer VS, Springer
Fachmedien Wiesbaden, S. 197-205.

Meins, W. (2005). Epidemiologie der Psychopharmakobehandlung bei Menschen mit
geistiger Behinderung. In: Häßler, F., Fegert, J. M. (2005). Geistige Behinderung und
seelische Gesundheit. Kompendium für Ärzte, Psychologen, Sozialarbeiter und Pflegekräfte. Schattauer, Stuttgart, S. 115-122. https://books.google.de/books?id=hol-
dVwy-
sAsC&pg=PR9&lpg=PR9&dq=Meins+Epidemiologie+der+Psychopharmakobehandlun
g+bei+Menschen+mit+geistiger+behinderung&source=bl&ots=fl65eF0Yo9&sig=KLxUz
g5BvZr4fuwLTPuk9w969Rw&hl=de&sa=X&ved=0ahUKEwj__OflvMPNAhWDbxQKHU
5pClwQ6AEIHjAA#v=onepage&q=Meins%20Epidemiologie%20der%20Psychopharma

kobehandlung%20bei%20Menschen%20mit%20geistiger%20behinderung&f=false
(25.09.2016).

Meuser, M., Nagel, U.(1991). ExpertInneninterviews - vielfach erprobt, wenig bedacht.
Ein Beitrag zur qualitativen Methodendiskussion. In: Garz, D., Kraimer, K. (Hrsg.) Qua-
litativ-empirische Sozialforschung. Konzepte, Methoden, Analysen. Westdeutscher
Verlag 1991, S. 441-471.
http://www.ssoar.info/ssoar/bitstream/handle/document/2402/ssoar-1991-
meuser_et_al-expertinneninterviews_-_vielfach_erprobt.pdf?sequence=1(07.09.2016).

Mühlbacher, A., Lubs, S., Röhrig, N., Schultz, A., Zimmermann, I., Nübling, M. (2006).
Status Quo der Integrierten Versorgung in Deutschland – eine empirische Analyse.
Hrsg.: Zentrum für innovative Gesundheits-technologie (ZiG). ZIGPrint, Berlin.
https://repository.publisso.de/resource/frl:2983299-1/data (26.09.2016).

Müller, T. (2005). Integrierte Versorgung. Chancen und Risiken für den Pflegedienst.
Pflegeimpuls 3/2005. http://www.thorsten-karin-mueller.de/Lektuere/IV.pdf
(03.09.2016).

Neugebauer, B., Porst, R. (2001). Patientenzufriedenheit. Eine Literaturübersicht. ZU-
MA-Methodenberichts Nr. 7/2001.
http://www.gesis.org/fileadmin/upload/forschung/publikationen/gesis_reihen/gesis_met
hodenberichte/2001/01_07.pdf (12.09.2016).

Osterloh, F. (2016). Strategien für die Zukunft. Deutsches Ärzteblatt, 2016 (15), S. 588-
589.

o. A. (2016). GKV-Finanzen 2015: Gesamt-Reserve bei 24,5 Mrd. €. Das Krankenhaus
2016 (4), S. 276-277.

Paulus, M. (2010). Die Situation von Patientinnen und Patienten mit geistiger und
mehrfacher Behinderung im Krankenhaus aus Sicht von Einrichtungen. In: Bundesverband evangelische Behindertenhilfe e. V. (Hrsg.) Patientinnen und Patienten mit geistiger und mehrfacher Behinderung im Krankenhaus – Problemlagen und Lösungsperspektiven. Dokumentation des Symposiums am 4. Februar 2010. Sprintout Digitaldruck
GmbH Berlin, S. 35-38.
http://www.mara.de/fileadmin/Krankenhaus_Mara/downloads/Dokumentation_Symposi
um_020810.pdf (03.09.2016).

Petrucci, M., Wirtz, M. (2007). Gütekriterien bei qualitativen Forschungsmethoden. Pä-
dagogische Hochschule Freiburg. https://www.ph-
freiburg.de/quasus/einstiegstexte/grundfragen-und-basiskonzepte/guetekriterien.html
(20.08.2016).

Pieloth, K., Heiler, J. (2015). Haben HzV Selektivverträge Zukunft? Monitor Versorgungsforschung 2015 (05), S. 14-15. http://www.insight-health.de/sites/insight-health.de/files/downloads/ih_hzv-mfv-05-15.pdf (06.09.2016).

Porst, R. (2014). Frageformulierung. In: Baur, N., Blasius, J. (Hrsg.) Handbuch Methoden der empirischen Sozialforschung. Springer VS/Springer Fachmedien Wiesbaden, S. 687-700.

Reifferscheid, A., Pomorin, N., Wasem, J. (2015a). Ausmaß von Rationierung und Überversorgung in der stationären Versorgung. Ergebnisse einer bundesweiten Umfrage in deutschen Krankenhäusern. DMW - Deutsche Medizinische Wochenschrift, 2015 (140) S.129–135.

Reifferscheid, A., Thomas, T., Pomorin, N., Wasem, J. (2015b). Strukturwandel in der stationären Versorgung. In: Klauber, J., Geraedts, M., Friedrich, J., Wasem, J. (Hrsg.) Krankenhaus-Report 2015. Schwerpunkt: Strukturwandel, Schattauer, Stuttgart, S. 3-12.
http://www.wido.de/fileadmin/wido/downloads/pdf_krankenhaus/wido_kra_khr2015_kap 1_0115.pdf (19.11.2016).
https://books.google.de/books?id=4gBoBgAAQBAJ&pg=PR7&lpg=PR7&dq=Strukturw an-
del+in+der+station%C3%A4ren+Versorgung+reifferscheid&source=bl&ots=uzEO5tchA M&sig=ISq6dBVmdMMWdliyhnRIfk-
zcxU&hl=de&sa=X&ved=0ahUKEwjDw_Xp35HNAhVLXhQKHZXCCdsQ6AEIOjAE#v= onepa-
ge&q=Strukturwandel%20in%20der%20station%C3%A4ren%20Versorgung%20reiffer scheid&f=false (19.11.2016).

Reifferscheid, A., Thomas, D., Wasem, J. (2013). Zehn Jahre DRG-System in Deutschland – Theoretische Anreizwirkungen und empirische Evidenz. In: Klauber, J., Geraedts, M, Friedrich, J., Wasem, J. (2013). Krankenhaus-Report 2013. Mengendynamik: mehr Menge, mehr Nutzen? Schattauer, S. 3-20.
https://books.google.de/books?id=t_KxBQX1_RUC&pg=PA515&lpg=PA515&dq=krank en-
haus+report+2013+pdf&source=bl&ots=ogvrxQd5Qk&sig=AdIQZWPrjNTD2Ee0UGy_y qt8MIE&hl=de&sa=X&ved=0ahUKEwjpzaST9qTOAhUFORoKHXgKChIQ6AEISzAI#v= onepage&q=krankenhaus%20report%202013%20pdf&f=false (03.09.2016).

Reinecke, J. (2014). Grundlagen der standardisierten Befragung. In: Baur, N., Blasius, J. (Hrsg.) Handbuch Methoden der empirischen Sozialforschung. Springer VS, Springer Fachmedien Wiesbaden, S. 183-194.

Reuband, K. H. (2014). Schriftlich-postalische Befragung. In: Baur, N., Blasius, J. (Hrsg.) Handbuch Methoden der empirischen Sozialforschung (2014). Springer VS/Fachmedien Wiesbaden, S. 643-660.

RKI – Robert Koch Institut (2015). Gesundheit in Deutschland. Gesundheitsberichterstattung des Bundes gemeinsam getragen von RKI und DESTATIS. http://www.gbe-bund.de/pdf/GESBER2015.pdf (10.10.2016).

Roeder, N., Franz, D. (2014). Beschleunigung im Krankenhausalltag. GGW - Gesundheit und Gesellschaft / Wissenschaft, 2014 (3), S. 26–34.

Roland Berger (2016). Die aktuelle wirtschaftliche Situation der Krankenhäuser in Baden-Württemberg. Roland Berger Untersuchung 2016. https://www.rolandberger.com/publications/publication_pdf/roland_berger_krankenhae user_baden_wuerttemberg_20160323.pdf (01.11.2016).

Roser, J.M., Budroni, H., Schnepp, W. (2011). Entwicklung einer Zielvereinbarung zur barrierefreien Krankenhausversorgung von Menschen mit Mehrfachbehinderungen. http://www.barrierefreiheit.de/tl_files/bkb-down-loads/Projekte/barrierefreies_krankenhaus_mehrfachbehinderung/endfassung_abschlu ssbericht_barrierefreies_krankenhaus_bvjn_uwh_2011_druckfassung.pdf (27.09.2016).

Schäfer-Walkmann, S., Traub, F., Häussermann, M., Walkmann, R. (2015). Barrierefrei gesund. Sozialwissenschaftliche Analyse der gesundheitlichen Versorgung von Menschen mit einer geistigen Behinderung im Stadtgebiet Stuttgart. Caritasverband für Stuttgart e. V. (Hg.) Lambertus-Verlag, Freiburg im Breisgau. https://www.google.de/url?sa=t&rct=j&q=&esrc=s&source=web&cd=4&ved=0ahUKEwj V4YyWpo_QAhXGmBoKHV71DrkQFggsMAM&url=https%3A%2F%2Fcontent-select.com%2Fde%2Fportal%2Fmedia%2Fdownload_extract%2F551d23d2-f0f8-499f-9043-4afeb0dd2d03&usg=AFQjCNHJVcet-Q7t62hxKJumEWpgDdShsQ (04.11.2016).

Schepers, J., Weiß, A. (2014). Das Leverkusener Modell der Abteilungsgerechten Ergebnisrechnung (agere). In: Zapp, W., Terbeck, J. (Hrsg.) Kosten- versus Erlösverteilung im DRG-System. Analyse – Verfahren – Praxisbeispiele. Springer Fachmedien Wiesbaden. https://books.google.de/books?id=8KagBAAAQBAJ&pg=PA145&lpg=PA145&dq=Kran kenh%C3%A4user+finanzieren+ihre+Investitionen+aus+den+DRG-Erl%C3%B6sen&source=bl&ots=8zmJFOKHIM&sig=miaO4ZymP7b4do7gKyyIQ8CQk SI&hl=de&sa=X&ved=0ahUKEwiA9LOPoozNAhWKbxQKHZiVDYQQ6AEITDAI#v=one pa-

ge&q=Krankenh%C3%A4user%20finanzieren%20ihre%20Investitionen%20aus%20de
n%20DRG-Erl%C3%B6sen&f=false (03.09.2016).

Schnepp, W., Budroni, H. (2010). Die problematische Situation von Patientinnen und
Patienten mit Behinderung im Krankenhaus unter besonderer Berücksichtigung der
ForseA-Studie. In: Bundesverband evangelische Behindertenhilfe e. V. (Hrsg.) Patientinnen und Patienten mit geistiger und mehrfacher Behinderung im Krankenhaus –
Problemlagen und Lösungsperspektiven. Dokumentation des Symposiums am 4. Februar 2010. Sprintout Digitaldruck GmbH Berlin, S. 58-64.
http://www.mara.de/fileadmin/Krankenhaus_Mara/downloads/Dokumentation_Symposi
um_020810.pdf (03.09.2016).

Schmidt, C. (2010). Die Situation von Patientinnen und Patienten mit geistiger und
mehrfacher Behinderung im Krankenhaus aus Sicht des Krankenhauses. In: Bundesverband evangelische Behindertenhilfe e. V. (Hrsg.) Patientinnen und Patienten mit
geistiger und mehrfacher Behinderung im Krankenhaus – Problemlagen und Lösungsperspektiven. Dokumentation des Symposiums am 4. Februar 2010. Sprintout Digitaldruck GmbH Berlin, S. 39-49.
http://www.mara.de/fileadmin/Krankenhaus_Mara/downloads/Dokumentation_Symposi
um_020810.pdf (03.09.2016).

Schreyögg, J., Weinbrenner, S., Busse, R. (2013) Leistungsmanagement in der Integrierten Versorgung. In: Busse, R., Schreyögg, J., Stargardt, T. (Hrsg.): Management
im Gesundheitswesen. 3. vollst. überarb., erweit. Auflage. Springer-Verlag Berlin Heidelberg. http://download.springer.com/static/pdf/530/bok%253A978-3-642-34795-
5.pdf?auth66=1410806845_ef772440f0891885bf82a8b0a5b60674&ext=.pdf
(26.09.2016).

Schütte, M., Schmies, T. (2014). Befragung von speziellen Populationen. In: Baur, N.,
Blasius, J. (Hrsg.) Handbuch Methoden der empirischen Sozialforschung. Springer
Fachmedien Wiesbaden, S. 799-812.

Schwartz, F. W., Dörning, H. (1992). Evaluation von Gesundheitsleistungen. In: Andersen, H. H., Henke, K. D., Schulenburg, J. M. (Hrsg.) Basiswissen Gesundheitsökonomie. Bd. 1. Einführende Texte, Berlin: Ed. Sigma, S. 175-200.

Seidel, M. (2014). Medizinische Regel- oder Spezialversorgung für Menschen mit geistiger Behinderung? 21. Jahrestagung. V. Fragiles X e. V. Salzdetfurth , 3.- 5. Oktober
2014. http://www.frax.de/wp-content/uploads/2014/06/2014_Salzdethfurt.pdf
(02.09.2016).

Seidel, M. (2013). Forderungen der Fachverbände für Menschen mit Behinderungen
zur bedarfsgerechten Gesundheitsversorgung von Erwachsenen mit geistiger und

mehrfacher Behinderung. In: Medizin für Menschen mit geistiger oder mehrfacher Behinderung. 2013 (1), Edition Bentheim, S. 89-94.

Seidel, M. (2010). Die Situation von Patientinnen und Patienten mit geistiger und mehrfacher Behinderung im Krankenhaus – ein Problemaufriss. In: Bundesverband evangelische Behindertenhilfe e. V. (Hrsg.) Patientinnen und Patienten mit geistiger und mehrfacher Behinderung im Krankenhaus – Problemlagen und Lösungsperspektiven. Dokumentation des Symposiums am 4. Februar 2010. Sprintout Digitaldruck GmbH Berlin, S. 19-28.
http://www.mara.de/fileadmin/Krankenhaus_Mara/downloads/Dokumentation_Symposi um_020810.pdf (03.09.2016).

Sens, B. (2009). DRG-induzierte Veränderungen und ihre Auswirkungen auf die Organisationen, Professionals, Patienten und Qualität – angewandte Versorgungsforschung mit überraschendem Ergebnis. Zentrum für Qualität und Management im Gesundheitswesen. ZEFQ - Zeitschrift für Evidenz, Fortbildung und Qualität im Gesundheitswesen, 2009 (103), S. 549-552.

Simon, M. (2001). Die Ökonomisierung des Krankenhauses. Der wachsende Einfluss ökonomischer Ziele auf patientenbezogene Entscheidungen. Veröffentlichungsreihe der Arbeitsgruppe Public Health, Wissenschaftszentrum Berlin für Sozialforschung.
http://f5.hs-hanno-
ver.de/fileadmin/media/doc/f5/personen/simon_michael/Simon__2001__OEkonomisier ung_des_KH__P01-205_.pdf (12.09.2016).

Slotala, L. (2014). Modernisierung und Widerborstigkeit – Strategien der Pflegenden im Umgang mit wirtschaftlichen Vorgaben in der ambulanten Versorgung. In: Manzei, A., Schmiede, R. (Hrsg.): 20 Jahre Wettbewerb im Gesundheitswesen. Theoretische und empirische Analysen zur Ökonomisierung von Medizin und Pflege. Springer VS, Springer Fachmedien Wiesbaden, S. 199-218.

Spieß, M. (2008). Missing-Data Techniken. Analyse von Daten mit fehlenden Werten. Lit Verlag Dr. W. Hopf Hamburg.
https://books.google.de/books?id=qMExeHIYohcC&pg=PR1&lpg=PR1&dq=missing+da ta+techniken&source=bl&ots=uINX4yDjFC&sig=qgbZ7dwkfN4dVaSKnYZp9en9bNU&h l=de&sa=X&ved=0ahUKEwic3on5ldjNAhVTsBQKHZ1DDIMQ6AEIRzAG#v=onepage& q=missing%20data%20techniken&f=false_(06.09.2016).

Steffen, P., Blum, K. (2011). Die wohnortnahe medizinische Versorgung von Menschen mit geistiger Behinderung in zwei Hamburger Bezirken. Kurzfassung der Ergebnisse der Pilotstudie im Auftrag der Ev. Stiftung Alsterdorf. DKI - Deutsches Krankenhausinstitut. https://www.dki.de/sites/default/files/downloads/kurzfassung_medizinische-versorgung-von-menschen-mit-behinderung.pdf (28.08.2016).

Stockmann, J., Martin, P. (2013). Spezielle Bedarfslagen der gesundheitlichen Versorgung von Menschen mit geistiger und Mehrfachbehinderung aus der Sicht eines spezialisierten Krankenhauses. Medizin für Menschen mit geistiger oder mehrfacher Behinderung, 2013 (1), Edition Bentheim.

Strech, D. (2014). Der Abbau von Überversorgung als Teil der ärztlichen Berufsethik. Konzeptionelle Klärung und neue Perspektive. Zeitschrift für Gerontologie und Geriatrie 2014 (1), S. 17-22.

Strech, D. (2010). Priorisierung und Rationierung am Krankenbett. Ergebnisse empirischer Studien. Medizinische Hochschule Hannover. https://www.dgho.de/informationen/dokumente-der-arbeitskreise/ak-medizin-und-ethik/Strech-%20DGHO%20Rationierung.pdf (04.09.2016).

Strech, D., Danis, M., Löb, M., Marckmann, G. (2009). Ausmaß und Auswirkungen von Rationierungen deutschen Krankenhäusern. Ärztliche Einschätzungen aus einer repräsentativen Umfrage. In: DMW - Deutsche Medizinische Wochenschrift, 2009 (134), S. 1261–1266.

Sundmacher, L., Schüttig, W. (2016). Krankenhausaufenthalte infolge ambulant-sensitiver Diagnosen in Deutschland. In: Klauber, J., Geraedts, M., Friedrich, J., Wasem, J. (Hrsg.) (2016). Krankenhaus-Report 2016. Schwerpunkt: Ambulant im Krankenhaus. http://www.wido.de/fileadmin/wido/downloads/pdf_krankenhaus/wido_kra_khr2016_abstract_de_0116.pdf (19.11.2016).

SVR – Sachverständigenrat zur Begutachtung der Entwicklung im Gesundheitswesen (2014). Bedarfsgerechte Versorgung - Perspektiven für ländliche Regionen und ausgewählte Leistungsbereiche. Gutachten 2014. Kurzfassung. http://www.svr-gesundheit.de/fileadmin/user_upload/Aktuelles/2014/SVR-Gutachten_2014_Kurzfassung_01.pdf (26.09.2016).

SVR – Sachverständigenrat zur Begutachtung der Entwicklung im Gesundheitswesen (2007). Kooperation und Verantwortung. Voraussetzungen einer zielorientierten Gesundheitsversorgung. Gutachten 2007. Kurzfassung. http://www.svr-gesundheit.de/fileadmin/user_upload/Gutachten/2007/Kurzfassung_2007.pdf (26.09.2016).

SVR Gesundheit - Sachverständigenrat zur Begutachtung der Entwicklung im Gesundheitswesen (2003). Chancen, Hindernisse und Grenzen einer integrierten Versorgung. In: Gutachten 2003. Finanzierung, Nutzerorientierung und Qualität. http://www.svr-gesundheit.de/index.php?id=252 (06.09.2016).

SVR - Sachverständigenrat zur Begutachtung der Entwicklung im Gesundheitswesen (2001). Bedarfsgerechtigkeit und Wirtschaftlichkeit. Gutachten 2000/2001. Band III - 7. Versorgung chronisch Kranker. http://www.svr-gesundheit.de/index.php?id=307 (06.09.2016).

Tacke, D. (2014). Spezielle Bedarfslage der gesundheitlichen Versorgung im Krankenhaus von Menschen mit Behinderung aus Sicht der Pflege. Fachhochschule der Diakonie, Fachtag am 26.11.2014 in Stuttgart. http://www.fh-diakonie.de/obj/Bilder_und_Dokumente/Pflege_Fachinfos/Stuttgart_2014_homepage.pdf (28.09.2016).

Thomas, D., Reifferscheid, A., Walendzik, A., Wasem, J., Pomorin, N. (2014). Patientengefährdung durch Fehlanreize – die Folge des Vergütungssystems? In: Klauber, J., Geraedts, M, Friedrich J., Wasem, J. (Hrsg.) Krankenhaus-Report 2014: Schwerpunkt: Patientensicherheit. Schattauer, S. 13-24. https://books.google.de/books?id=61PyAgAAQBAJ&pg=PA502&lpg=PA502&dq=externalisierte+Leistungsverlagerung&source=bl&ots=0DpMWSWvNL&sig=PIRlpzgF-ttBJK5iXwSeBryB94s&hl=de&sa=X&ved=0ahUKEwjlsOLqtK_OAhUHnBoKHf0_C0oQ6AEINTAH#v=onepage&q=externalisierte%20Leistungsverlagerung&f=false (08.09.2016).

Thomas, D., Reifferscheid, A., Pomorin, N., Focke, A., Schillo, S. (2013). Krankenhausversorgung. In: Wasem, J., Staudt, S., Matusiewicz, D. (Hrsg.) Medizinmanagement: Grundlagen und Praxis. https://books.google.de/books?id=FwWdBgAAQBAJ&pg=PA242&lpg=PA242&dq=anreiz+zur+patientenselektion&source=bl&ots=N89EMHftnd&sig=As3WXHLne5yBls15gueQykkcH4o&hl=de&sa=X&ved=0ahUKEwj38Ibd6ZjOAhXEnBoKHd-ZD9UQ6AEIIzAB#v=onepage&q=anreiz%20zur%20patientenselektion&f=false (31.10.2016).

Veit, C., Hertle, D., Bungard, S., Trümner, A., Ganske, V., Meyer-Hofmann, B. (2012). Pay-for-Performance im Gesundheitswesen: Sachstandsbericht zu Evidenz und Realisierung sowie Darlegung der Grundlagen für eine künftige Weiterentwicklung. Ein Gutachten im Auftrag des Bundesministeriums für Gesundheit. http://www.bmg.bund.de/fileadmin/dateien/Pressemitteilungen/2012/2012_03/120817_PM_58_Anlage_Gutachten_BQS_01.pdf (04.09.2016).

Vogd, W. (2014). Stress im System. Oder wie verändern sich die Handlungsorientie-
rungen von Krankenhausärzten unter den neuen organisatorischen und ökonomischen
Rahmenbedingungen. In: Manzei, A., Schmiede, R. (Hrsg.) 20 Jahre Wettbewerb im
Gesundheitswesen, Gesundheit und Gesellschaft, Springer Fachmedien Wiesbaden,
S. 241-262.

Volb, R., Wenzel, J., Becker, H.P. (2014).10 Jahre DRG-Systematik in den Bundes-
wehrkrankenhäuser – Fluch oder Segen? In: Wehrmedizinische Monatsschrift 2014
(4), S. 110-113. http://www.wehrmed.de/article/2410-10-jahre-drg-systematik-in-den-
bundeswehrkrankenhaeusern-fluch-oder-segen.html (09.09.2016).

Walter, U., Pott, E., Kliche, T. (2011). Gesundheitsökonomie trifft Gesundheitsförderung und Prävention. Ansätze und Weiterentwicklungen im BMBF-Förderschwerpunkt
Präventionsforschung. Prävention und Gesundheitsförderung, 2011 (2), S. 83-84.

Weber, S. (2015). Umsetzung der UN-BRK in der medizinischen Versorgung von Menschen mit Behinderungen. Stand und Perspektiven. Sozialer Fortschritt 2015 (11), S.
273-279.

Widmar, R. (2013). Zwischenbilanz: wie wirkt sich die Einführung von SwissDRG auf
die Langzeitpflege aus. CURAVIVA Schweiz – Verband Heime und Institutionen
Schweiz. http://www.curaviva.ch/files/FSBDQ3A/Bericht-DRG.pdf (06.09.2016).

Willich, S. N., Busse, R. (2006). Bedeutung der Gesundheitsökonomie für die medizinische Versorgung. Editorial. Bundesgesundheitsblatt - Gesundheitsforschung - Gesundheitsschutz, 2006 (1), S. 1-2.

Wöhrmann, S. (2010). Lösungsperspektiven der Krankenkassen. In: Bundesverband
evangelische Behindertenhilfe e. V. (Hrsg.) Patientinnen und Patienten mit geistiger
und mehrfacher Behinderung im Krankenhaus – Problemlagen und Lösungsperspektiven. Dokumentation des Symposiums am 4. Februar 2010. Sprintout Digitaldruck
GmbH Berlin, S. 76-80.
http://www.mara.de/fileadmin/Krankenhaus_Mara/downloads/Dokumentation_Symposi
um_020810.pdf (03.09.2016).

Zander, B., Dobler, L., Bäumler, M., Busse, R. (2014) Implizite Rationierung von Pflegeleistungen in deutschen Akutkrankenhäusern – Ergebnisse der internationalen Pfle-
gestudie RN4Cast. In: Gesundheitswesen 2014 (76), S. 727–734.

Züll, C., Menold, N. (2014). Offene Fragen. In: Baur, N., Blasius, J. (Hrsg.) Handbuch
Methoden der empirischen Sozialforschung. Springer VS, Springer Fachmedien Wiesbaden, S. 713-720.

Anhang

Anhangsverzeichnis

Anhang 1

Versorger und Stakeholder der Erwachsenen mit gMB

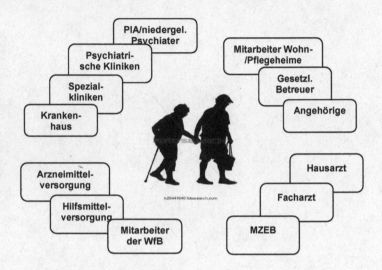

MZEB – Medizinisches Zentrum für Erwachsene mit Behinderung, niedergel. - niedergelassene
PIA – Psychiatrische Institutsambulanz, WfB - Werkstatt für Behinderte.

Quelle: eigene Darstellung. Clip Art von Fotosearch®.

Anhang 2

Übersicht der innovativen Versorgungsmodelle: IV, HzV, P4P

Versorgungs-modell	IV	HzV	P4P
Rechtslage	§140a SGB V	§73b-c SGB V	§140a, SGB V
Ziele	-Optimierung der Behandlung und Behandlungszeit - verbesserte Kapazitätsauslastung - Überwindung der Sektorengrenzen - Abbau der Schnittstellenprobleme	- Koordination und Kontinuität der Behandlung - Strategie gegen die Veränderungen im Krankheitsverlauf bei multimorbiden und chronisch kranken	- bessere Behandlungsergebnisse
Kriterien	- fach- und sektorenübergreifend - indikationsspezifische Behandlungspfade	- Steuerung, Koordination und Kontrolle der Behandlung über den Hausarzt	- Erreichen der vorab definierten Qualitätsziele - qualitätsbezogene Vergütung
Vertragspartner der Krankenkassen	- Krankenhäuser - MVZ, Vertragsärzte, - Träger der medizinischen Einrichtungen	Hausärzte	- einzelne Ärzte und Organisationen im ambulanten und stationären Bereich

IV – Integrierte Versorgung, HzV – Hausarztzentrierte Versorgung, P4P – Pay for Perfomance Projekte, MVZ – Medizinsiche Versorgungszentren.

Quelle: eigene Darstellung, basierend auf BMG, 2012, S. 1; Amelung, 2015, 352 f.; Besl, 2011, S. 208, 212.

Anhang 3   Standardisierte Befragung: Übersicht der einbezogenen methodischen Literatur

Kategorie	Literatur
Befragung	Dag, S. (2002). Methoden empirischer Sozialforschung. Fachhochschule Potsdam Ludwig-Mayerhofer, W. (o. J.). Standardisierte Befragung. Universität Siegen Reinecke, J. (2014) Grundlagen der standardisierten Befragung. In: Baur, N., Blasius, J. (Hrsg.) Handbuch Methoden der empirischen Sozial-forschung. Springer VS, Springer Fachmedien Wiesbaden
Fragebogen-konstruktion	Bitzer, E. M., Dierks, M., Schwartz, F. (2002). ZAP Fragebogen zur Zufriedenheit in der ambulanten Versorgung – Qualität aus Patientenper-spektive. Handanweisung. Medizinische Hochschule Hannover Bühner, M. (2011). Einführung in die Test- und Fragebogenkonstruktion. 3., akt. u. erw. Auflage. Pearson Studium, Imprint von Pearson Edu-cation Deutschland GbmH Franzen, A. (2014) Antwortskalen in standardisierten Befragungen. In: Baur, N., Blasius, J. (Hrsg.) Handbuch Methoden der empirischen Sozialforschung. Springer VS, Springer Fachmedien Wiesbaden Kirchhoff, S., Kuhnt, S., Lipp, P., Schlawin, S. (2010). Der Fragebogen. Datenbasis, Konstruktion und Auswertung. 5. Aufl., VS Verlag für Sozialwissenschaften, Springer Fachmedien Wiesbaden GmbH Porst, R. (2014). Frageformulierung. In: Baur, N., Blasius, J. (Hrsg.) Handbuch Methoden der empirischen Sozialforschung. Springer VS, Springer Fachmedien Wiesbaden Reuband, K. H. (2014). Schriftlich-postalische Befragung. In: Baur, N., Blasius, J. (Hrsg.) Handbuch Methoden der empirischen Sozialfor-schung. Springer VS/Fachmedien Wiesbaden
Mix-Methods	Kelle, U. (2014). Mixed Methods. In: Baur, N., Blasius, J. (Hrsg.) Handbuch Methoden der empirischen Sozialforschung. Springer VS, Sprin-ger Fachmedien Wiesbaden Kuckartz, U. (2014). Mixed Methods. Methodologie, Forschungsdesigns und Analyseverfahren. Springer Fachmedien Wiesbaden Liebold, R., Trinczek, R. (2009). Experteninterview. In: Kühl, S., Strodtholz, P., Taffertshofer, A. (Hrsg.): Handbuch Methoden der Organisati-onsforschung. Quantitative und Qualitative Methoden. VS Verlag für Sozialwissenschaften, GWV Fachverlage GmbH, Wiesbaden
Triangulation	Denzin, N.K. (1978). The research act. New York: McGraw Hill Kuckartz, U. (2014). Mixed Methods. Methodologie, Forschungsdesigns und Analyseverfahren. Springer Fachmedien Wiesbaden Mayring, P. (2002). Einführung in die qualitative Sozialforschung. Beltz Verlagsgruppe, Weinheim
Expertenstatus	Liebold, R., Trinczek, R. (2009). Experteninterview. In: Kühl, S., Strodtholz, P., Taffertshofer, A. (Hrsg.): Handbuch Methoden der Organisati-onsforschung. Quantitative und Qualitative Methoden. VS Verlag für Sozialwissenschaften	GWV Fachverlage GmbH, Wiesbaden Meuser, M. Nagel, U. (1991). Expertinneninterviews - vielfach erprobt, wenig bedacht. Ein Beitrag zur qualitativen Methodendrshsion. In: Garz, D., Kraimer, K. (Hrsg.). Qualitativ-empirische Sozialforschung. Konzepte, Methoden, Analysen. Westdeutscher Verlag

Fortsetzung Anhang 3 auf Seite 118

Kategorie	Literatur
Zufriedenheit	Bruggemann, A. (1974). Zur Unterscheidung verschiedener Formen von Arbeitszufriedenheit. Arbeit und Leistung, 1974 (11) Neugebauer, B., Porst, R. (2001). Patientenzufriedenheit. Eine Literaturübersicht. ZU-MA-Methodenbericht Nr. 7/2001
Methoden der statistischen Auswertung allgemein	Blasius, J., Baur, N. (2014). Multivariate Datenanalyse. In: Baur, N., Blasius, J. (Hrsg.) Handbuch Methoden der empirischen Sozialforschung (2014). Springer Fachmedien Wiesbaden Bourier, G. (2014). Beschreibende Statistik. Praxisorientierte Einführung – mit Aufgaben und Lösungen. 12., überarb. und akt. Auflage, Springer Gabler, Springer Fachmedien Wiesbaden Cleff, T. (2011). Deskriptive Statistik und moderne Datenanalyse: Eine computergestützte Einführung mit Excel, PASW (SPSS) und STATA. 2. überarb. und erw. Aufl., Gabler Verlag, Springer Fachmedien Wiesbaden GmbH Huinink, J. (2014). Messung von sozialer Ungleichheit. In: Baur, N., Blasius, J. (Hrsg.) Handbuch Methoden der empirischen Sozialforschung (2014). Springer VS/Springer Fachmedien Wiesbaden Kuckartz, U. (2014). Mixed Methods. Methodologie, Forschungsdesigns und Analyseverfahren. Springer Fachmedien Wiesbaden Kuckartz, U., Rädiker, S., Ebert, T., Schehl, J. (2013). Statistik. Eine verständliche Einführung. 2., überarb. Auflage, Springer VS, Springer Fachmedien Wiesbaden Lang, R. (2009). Organizational Survey. In: Kühl, S., Strodtholz, P., Taffertshofer, A. (Hrsg.) Handbuch Methoden der Organisationsforschung. Quantitative und Qualitative Methoden
Auswertung von Befragungsdaten	Bortz, J., Döring, N. (2006). Forschungsmethoden und Evaluation für Human- und Sozialwissenschaftler. 4., überarb. Aufl., Springer Medizin Verlag Heidelberg Burzan, N. (2014). Indikatoren. In: Baur, N., Blasius, J. (Hrsg.) Handbuch Methoden der empirischen Sozialforschung. Springer Fachmedien Wiesbaden Kirchhoff, S., Kuhnt, S., Lipp, P., Schlawin, S. (2010). Der Fragebogen. Datenbasis, Konstruktion und Auswertung. 5. Aufl., VS Verlag für Sozialwissenschaften, Springer Fachmedien Wiesbaden GmbH Kelle, U. (2014). Mixed Methods. In: Baur, N., Blasius, J. (Hrsg.) Handbuch Methoden der empirischen Sozialforschung. Springer VS, Springer Fachmedien Wiesbaden Latcheva, R., Davidov, E. (2014). Skalen und Indizes. In: Baur, N., Blasius, J. (Hrsg.) Handbuch Methoden der empirischen Sozialforschung. Springer VS/Springer Fachmedien Wiesbaden Spieß, M. (2008). Missing-Data Techniken. Analyse von Daten mit fehlenden Werten. Lit Verlag Dr. W. Hopf Hamburg Züll, C., Menold, N. (2014). Offene Fragen. In: Baur, N., Blasius, J. (Hrsg.) Handbuch Methoden der empirischen Sozialforschung. Springer VS, Springer Fachmedien Wiesbaden

Quelle: eigene Darstellung.

Anhang 4

Auswertung der Befragungsdaten: Verfahrensschema

1. Datenaufbereitung	2. Operationalisierung der Daten	3. Datenerfassung
4. Grundauswertung der quantitativen Daten	5. Datendarstellung	6. Dateninterpretation
7. Auswertung der qualitativen Daten	8. Integration der Daten	9. Schlussfolgerungen

Quelle: eigene Darstellung, basierend auf Kirchhoff et al., 2010; Bortz, Döring, 2006.

Anhang 5   Übersicht der einbezogenen Literatur zu DRG-Anreizwirkungen

Autor(-en) /Jahr	Titel der Arbeit	Untersuchung Publikationsart	Datenerhebung	Einbezogene Inhalte
Amelung (2012)	Managed Care. Neue Wege im Gesundheitsmanagement	Lehrbuch	-	Risikoselektion chronisch kranker und multimorbider Patienten
Bitzer et al. (2015)	BARMER GEK Report Krankenhaus 2015	Analyse	statistische Auswertungen bis 2014	Krankenhausstatistik: stationäre Verweildauer
Beckermann et al. (2014)	IGeL und WANZ: Wie die Ökonomisierung in der Medizin die ambulante Versorgung verändert – Beispiele aus gynäkologischen Praxen.	Beitrag im Sammelwerk[36]	Feldbeobachtung	Verlagerungseffekte, Risikoselektion im niedergelassenen Bereich
Braun (2014)	Auswirkungen der DRGs auf Versorgungsqualität und Arbeitsbedingungen im Krankenhaus	Beitrag im Sammelwerk[37]	Analyse	Auswirkungen auf Versorgungsqualität
Braun et al. (2010a)	Pauschalpatienten, Kurzlieger und Draufzahler – Auswirkungen der Der DRGs auf Versorgungsqualität und Arbeitsbedingungen im Krankenhaus	Studienprojekt WAMP	qualitativ-quantitativ	Auswirkungen auf die Versorgungsqualität, Arbeitsbedingungen im Krankenhaus, Priorisierung, Rationierung
Breuer, Bau-mann-Hölzle (2012, Schweiz)	Mögliche Auswirkungen der Einführung von DRGs auf vulnerable Patientengruppen.	Studie	qualitativ-quantitativ	Verlagerungseffekte der Swiss-DRG in den Pflegebereich
Bunzemeier (2004)	Abbildung der High Outlier im G-DRG-System 2004	Studie	qualitativ-quantitativ	Defizitbeiträge in High Outlier Gruppen im DRG-System
Busse (2015)	Stationäre Fallzahlsteigerungen. Hintergrund und Ergebnisse des deutschen Forschungsauftrags zur Mengenentwicklung	Studie	quantitativ	Fallzahldynamik, fehlender Zusammenhang mit demographischen Faktoren
Eiff, Schüring (2011)	Kürzere Akut-Verweildauern erhöhen Aufwand in der Reha	REDIA-Studie	qualitativ-quantitativ	Verlagerungseffekte in die Reha-Kliniken
Geissler et al. (2014)	DRG-Systeme in Europa. ZVEI-Jahreskongress 2013		Analyse	DRG-Anreizwirkungen

36, 41 Manzei, A., Schmiede, R. (Hrsg.) 20 Jahre Wettbewerb im Gesundheitswesen, Gesundheit und Gesellschaft. Springer Fachmedien Wiesbaden, 2014.

Fortsetzung Anhang 5 auf Seite 122

Autor(-en) /Jahr	Titel der Arbeit	Untersuchungs-/Publikationsart	Datenerhebung	Einbezogene Inhalte
Geschwiender, Bieri-Brüning (2013, Schweiz)	Nahtlose Übergangspflege: Von der institutionellen Betreuung bis nach Hause	Studie	qualitativ-quantitativ	Verlagerungseffekte in die Pflegeeinrichtungen in der Schweiz
GKV-Spitzenverband (2015), (2016)	Qualität - verbessern, sichern, veröffentlichen. Geschäftsbericht 2014. GKV – Kennzahlen	Geschäftsbericht	qualitativ-quantitativ	Fallzahlenstatistik, GKV-Ausgaben für Krankenhausbehandlungen
Glaeske (2009)	Mehr Qualität durch Privatisierung? Innovative Konzepte für öffentliche Dienstleistungen.	Expertengespräch	Analyse	Personalentwicklung in der Pflege und der Arztstellen
Hilgers (2011)	DRG-Vergütung in deutschen Krankenhäusern: Auswirkungen auf Verweildauer und Behandlungsqualität	Doktorarbeit	theoretisch-empirische Untersuchung	Verlagerungseffekte in die Pflegeeinrichtungen
InEK (2016)	Extremkostenbericht. Systematische Prüfung statistisch ermittelter Kostenausreißer des Datenjahres 2014	Abschlussbericht	Prüfbericht mit Analyse	Ausmaß der Unterdeckung der DRG-Kostenausreißer im Krankenhaus
InEK (2013)	DRG-Begleitforschung: Endbericht des dritten Forschungszyklus	Abschlussbericht	qualitativ-quantitativ	Ergebnisse der DRG-Begleitforschung, 3. Forschungszyklus
IneK (2011)	DRG-Begleitforschung: Endbericht des zweiten Forschungszyklus	Abschlussbericht	qualitativ-quantitativ	Ergebnisse der DRG-Begleitforschung, 2. Forschungszyklus
Iserloh, Kox (2015)	Einfluss leistungs- und fallbezogener Faktoren auf Erlöse und Kosten der Krankenhäuser	Studie	Statistische Auswertung	Korrelation der Personalkosten in der Pflege mit der Verweildauer
Keller-Janke (2014)	Allgemeinärztlicher Praxisalltag heute	Beitrag im Sammelwerk	Feldbeobachtung	Verlagerungseffekte im niedergelassenen Bereich
Leu (2015)	Einfluss der SwissDRG auf die vulnerablen Patientengruppen in der Schweiz	Monographie	Analyse	DRG-Anreizwirkungen auf vulnerable Patientengruppen, Risikoselektion,
Reifferscheid et al. (2015a)	Ausmaß von Rationierung und Überversorgung in der stationären Versorgung	Zeitschrift	bundesweite Umfrage	Rationierung der Leistungen, Versorgungsqualität

Fortsetzung Anhang 5 auf Seite 121-122

Autor(-en) /Jahr	Titel der Arbeit	Untersuchungs-/Publikationsart	Datenerhebung	Einbezogene Inhalte
Reifferscheid et al. (2015a)	Ausmaß von Rationierung und Überversorgung in der stationären Versorgung	Zeitschrift	bundesweite Umfrage	Rationierung der Leistungen, Versorgungsqualität
Reifferscheid et al. (2015b)	Strukturwandel in der stationären Versorgung	Beitrag in: Krankenhaus-Report 2015	Analyse	DRG-Anreizwirkungen
Reifferscheid et al. (2013)	Zehn Jahre DRG-System in Deutschland	Beitrag in: Krankenhaus-Report 2013	Analyse	DRG-Anreizwirkungen
Roeder, Franz (2014)	Beschleunigung im Krankenhausalltag	Zeitschrift	Analyse	Arbeitsverdichtung und Beschleunigung im Krankenhaus
Séns (2009)	DRG-induzierte Veränderungen und ihre Auswirkungen auf die Organisationen, Professionals, Patienten und Qualität	Studie	qualitativ-quantitativ, repräsentative Umfrage	DRG-Auswirkungen auf die Versorgungsqualität
Strech (2010, 2014)	Priorisierung und Rationierung am Krankenbett. Der Abbau von Überversorgung als Teil der ärztlichen Berufsethik	Umfragestudie	quantitativ-qualitativ	Rationierung und Priorisierung im ärztlichen Bereich
Strech et al. (2009)	Ausmaß und Auswirkungen von Rationierungen in deutschen Krankenhäusern	Zeitschrift	repräsentative Umfrage	Priorisierung der Leistungen im ärztlichen Bereich
Thomas et al. (2014)	Patientengefährdung durch Fehlanreize – die Folge des Vergütungssystems?	Beitrag in: Krankenhaus-Report 2014	Analyse	Intersektorale Leistungsverlagerung
Thomas et al. (2013)	Krankenhausversorgung. In: Wasem et al. (Hrsg.) Medizinmanagement: Grundlagen und Praxis	Beitrag im Sammelwerk	Analyse	DRG-Anreizwirkungen
Vogd (2014)	Stress im System. Oder wie verändern sich die Handlungsorientierungen von Krankenhausärzten unter den neuen organisatorischen und ökonomischen Rahmenbedingungen	empirische Studie	Evaluationsforschung	DRG-Anreizwirkungen, Rationierung der Leistungen

Fortsetzung Anhang 5 auf Seite 121-123

Autor(-en) /Jahr	Titel der Arbeit	Untersuchungs- /Publikationsart	Datenerhebung	Einbezogene Inhalte
Volb et al. (2014)	10 Jahre DRG-Systematik in den Bundeswehrkrankenhäuser – Fluch oder Segen?	Zeitschrift	Übersicht	DRG-Auswirkungen
Widmar (2013)	Zwischenbilanz: wie wirkt sich die Einführung von SwissDRG auf die Langzeitpflege aus	Studie	qualitativ-quantitativ	Auswirkungen der SwissDRG auf die Pflegeheime
Zander et al. (2014)	Implizite Rationierung von Pflegeleistungen in deutschen Akutkrankenhäusern	Internationale Pflegestudie	repräsentative Umfrage	Priorisierung der Pflegekräfte bei Rationierungsentscheidungen

Quelle: eigene Darstellung.

Anhang 6

Kritikpunkte der Behindertenorganisationen und Fachexperten

Kritikpunkte	Autor/Quelle
- Pflegemängel, mangelnde Zuwendung - Notwendigkeit der Assistenz durch Dritte für stationäre Aufnahme - unvorbereitete Entlassungen, Schnittstellenproblematik - fehlende behindertenspezifische Kenntnisse der Ärzte - finanzielle Unterdeckung des Aufwandes im DRG-System	vgl. Seidel, 2010, S. 21 ff.; Schnepp, Budroni, 2010, S. 60 f.
- erschwerter Zugang zur stationären Versorgung - mangelnde Versorgungsqualität - fehlende branchen-/sektorenübergreifende institutionelle Kontakte - unzureichende Berücksichtigung des Mehrbedarfs in der Pflege	vgl. Stockmann, Martin, 2013, S. 48; Seidel, 2013, S. 92; Weber, 2015, S. 277
- vorschnelle Entlassungen bei dem Fortbestehen des Pflegebedarfs oder vorhandenen Rehabilitationspotenzialen	vgl. BRK-Allianz, 2013, S. 54

Quelle: eigene Darstellung.

Anhang 7

Stellungnahme der DKG: Eckpunkte

Problembereich *(vgl. Schmidt, 2010, S. 40 ff.)*	Stellungnahme der DKG *(vgl. DKG, 2015b, S.3 f.)*
fehlende zeitliche Ressourcen, Kommunikationsprobleme	mehr Unterstützung durch Angehörige oder Heime wird erwartet
vermehrter Personalbedarf für Diagnostik und Therapie	mit dem Gesetz zur Regelung des Assistenzpflegebedarfs im Krankenhaus wurde die Begleitung von Bezugspersonen (Angehörige, Assistenten) für Behinderte rechtlich abgesichert
fehlende Finanzierung des Mehrbedarfs durch DRGs	das DRG-System muss nachgebessert werden
unvollständige Information für die Betroffenen zur personellen und technischen Ausstattung eines Krankenhauses	Angehörigen können sich auf der Homepage des Krankenhauses, durch Informationsbroschüre oder Qualitätsberichte der Krankenhäuser informieren
unzureichende Fachlichkeit und Erfahrung im Umgang mit diesen Personen	es gibt bundesweit die an der Behandlung dieses Personenkreises spezialisierten Kliniken, in denen deutlich mehr Ressourcen und damit mehr Zeit für die individuelle Behandlung der Zielgruppe zur Verfügung stehen

Quelle: eigene Darstellung, basierend auf Schmidt, 2010, S. 40 ff.; DKG, 2015b, S.3 f.

Anhang 8 Übersicht der Studien zur Versorgung der Zielgruppe

Autor, Jahr, Land	Studienziel	Studiendesign &Datenerhebung	Stichprobe&Fokusgruppe	Ergebnisse zur Krankenhausversorgung
Roser et al., 2011, Deutschland	Erfassung der sämtlichen Barrieren bei der Krankenhausversorgung der Zielgruppe	Literaturanalyse, Experteninterviews	15 Expertenbefrgungen: Mitarbeiter aus Pflege- und Bildungsbereichen der Behindertenhilfe, Eltern, ein Rechtsanwalt	1, 7, 8, 9, 10, 11, 12, 15, €
Steffen, Blum, 2013, Deutschland	Untersuchung der medizinischen Versorgung von Menschen mit geistiger Behinderung in zwei Hamburger Bezirken	qualitative Pilotstudie, explorative Interviews	33 Interviews: Personen mit gB, Angehörige, Mitarbeiter der Einrichtungen der Behindertenhilfe	1, 4, 5, 7,8, 9, 11, 12, 15, €
Lachetta et al., 2011, Deutschland	das Erleben von Menschen mit geistiger Behinderung während eines akutstationären Aufenthaltes	systematisches Review	9 Studien	5, 7, 12
Lemberg et al., 2011, Deutschland	Vergleich der Ergebnisse und Behandlungskosten von Patienten mit und ohne gMB	retrospektive Fall-Kontroll-Studie	60 Fälle	€, medizinische und pflegerischer Mehraufwand, längerer Aufenthalt
Dörscheln et al. 2013 Deutschland	Pflege erwachsener Patient(inn)en mit Lern- und Körperbehinderungen im Akutkrankenhaus	systematisches Review	17 Publikationen	5,6,7,8,9,
Schäfer-Walkmann et al., 2014, Deutschland	Erfassung aller Barrieren bei der gesundheitlichen Versorgung von Menschen mit geistiger Behinderung in Stuttgart	Mix Methods: qualitativ-quantitativ, theoretisch-empirisch, qualitative und Experteninterviews, zielgruppenspezifische Fragebögen	601 Befragten: Angehörige, Mitarbeiter der Einrichtungen, davon 214 Ärzte und Psychotherapeuten, 25 Personen mit gB	2, 8, 9, 13, 14

Anmerkungen: 1 – mangelnde Pflegeversorgung, 2 – erschwerte Aufnahme, 3 - nicht gewährte Therapien 4 – zu frühe Entlassung, 5 – Zeitmangel, 6 – Personalmangel, 7 - Kommunikation, 8 – Informationsaustausch, 9 – Kompetenz der Ärzte in der Behindertenmedizin, 10 – Qualifikation der Pflegekräfte, 11 – Entlassungsmanagement, 12 – indifferente Haltung, 13 - Kooperation, 14 – Schnittstellenprobleme, 15 – zu schnelle Stationsabläufe, € - unzureichende finanzielle Abbildung durch DRG. In rot sind die Studiendaten mit einem möglichen Zusammenhang mit DRG-Anreizwirkungen markiert.

Fortsetzung Anhang 8 auf Seite 126

Autor(in), Jahr, Land	Studienziel	Studiendesign &Datenerhebung	Stichprobe&Fokusgruppe	Ergebnisse zur Krankenhausversorgung
Hasseler, 2015 Deutschland	Sozialwissenschaftliche Analyse der gesundheitlichen Versorgung von Menschen mit gB im Akutkrankenhaus	qualitativ-explorative Interviews	15 Mitarbeiter der ambulanten und stationären Wohneinrichtungen der Behindertenhilfe, 6 Eltern	1, 2, 3, 4, 5, 6, 7, 8, 9, 10, 11, 12, €
Breuer, Baumann-Hölzle, 2012, Schweiz	Erfassung der Ist-Zustandes bei vulnerablen Patientengruppen vor der SwissDRG-Einführung	qualitative Interviews	21 Mitarbeiter der „zugewandten Dienste" (Hausärzte, Spitex, Heime)	„Befürchtungen": 1, 3, 4, 14
Leu et al., 2012, Schweiz	Welche Veränderung für vulnerable Patienten sind im Zusammenhang mit SwissDRG eingetreten	qualitative Interviews	43 Spitalexperten aus 40 Spitälern	4, € s. Text (Kap. 4.2.3, S. 45)
Abele, Blumenfeld, 2013, Schweiz	Erfassung der Veränderungen bei Versorgung der vulnerablen Patienten nach der SwissDRG-Einführung	qualitative Interviews	21 Mitarbeiter der „zugewandten Dienste" (Hausärzte, Spitex, Heime)	1, 4
Käge et al., 2014, Schweiz	Einfluss der SwissDRG auf das Verhalten der Spitäler	theoretisch-empirische Konzeptstudie	Meta-Evaluation	2, 4, €

Anmerkungen: 1 – mangelnde Pflegeversorgung, 2 – erschwerte Aufnahme, 3 - nicht gewährte Therapien 4 – zu frühe Entlassung, 5 – Zeitmangel, 6 – Personalmangel, 7 - Kommunikation, 8 – Informationsaustausch, 9 – Kompetenz der Ärzte in der Behindertenmedizin, 10 – Qualifikation der Pflegekräfte, 11 – Entlassungsmanagement, 12 – indifferente Haltung, 13 - Kooperation, 14 – Schnittstellenprobleme, 15 – zu schnelle Stationsabläufe, € – unzureichende finanzielle Abbildung durch DRG. In rot sind die Studiendaten mit einem möglichen Zusammenhang mit DRG-Anreizwirkungen gekennzeichnet

Quelle: eigene Darstellung.

Anhang 9

Kurzfassung der Studienergebnisse zur Krankenhausversorgung der Zielgruppe

Studienergebnisse	Quelle
Deutschland (DRG-Einführung 2004)	
1. Mangelnde Kenntnisse in der Behindertenmedizin	vgl. Rose et al., 2011, S. 17 ff.; Dörscheln et al., S. 48 ff.; Schäfer-Walkmann et al., 2014, S. 50 ff.; Hasseler, 2015b, S. 220
2. Erschwerter Zugang zur stationären Versorgung, abgelehnte Aufnahmen	vgl. Roser et al., 2011, S. 17 ff.; Schäfer-Walkmann et al., 2014, S. 50 ff.; Hasseler, 2015b, S. 220
3. Mangelhafte Pflegequalität, unprofessioneller Umgang	vgl. Rose et al., 2011, S. 17 ff., Steffen, Blum, 2011, S. 31, 33 f.; Hasseler, 2015b, S. 220
4. Informationsdefizite, Schnittstellenproblematik, ungeregeltes Entlassungsmanagement	vgl. Rose et al., 2011, S. 17 ff.; Steffen, Blum, 2011, S. 33 f.; Schäfer-Walkmann et al., 2014, S. 50 ff.; Hasseler, 2015b, S. 220
5. Kommunikationsprobleme	vgl. Rose et al., 2011, S. 17 ff.; Dörscheln et al., S. 47 ff.; Hasseler, 2015b, S. 220
6. Nicht gewährte Therapien	vgl. Hasseler, 2015b, S. 220
7. Personalmangel und Zeitdruck beim Personal	Steffen, Blum, 2011, S. 31, 34; Dörscheln et al., 2013, S. 47 ff.; Hasseler, 2015b, S. 220
8. Zu frühe Entlassungen	vgl. Steffen, Blum, 2011, S. 31, 34; Hasseler, 2015b, S. 220
9. DRG-Unterdeckung chirurgischer Fälle bei dem medizinischen und pflegerischen Mehraufwand, hohen Arzneimittelaufwand	vgl. Lemberg et al., 2011, S. 2011
Österreich (DRG-Einführung 1997)	
- erschwerter Zugang zu Leistungen stationär und ambulant - fehlende Bereitschaft der Ärzte - mangelnde Kenntnisse in der Behindertenmedizin - ungeregeltes Entlassungsmanagement - defizitärer Informationsaustausch, Kommunikationsprobleme - Gesamtbewertung: weitgehend unzureichende Versorgung	vgl. LHÖ, 2014, S. 5 ff., 16
Schweiz (DRG-Einführung 2012)	
- frühere Entlassungen - fehlender Anschlusslösungen - partielle Leistungsverlagerung - Selektionsverhalten der Spitaler bei chronisch kranken und multimorbiden Patienten - Abwägungen zur Angebotsreduktion - Verlagerung der sozialen Leistungen - Gesamtbewertung: „Katalisator" von früheren Problemen	vgl. Abele, Blumenfeld, 2013, S.4; Leu et al., 2015, S. 6, 11 f. ; Kägi et al., 2014, S. 23, 34, 36

Quelle: eigene Darstellung.

Anhang 10

Fragebogen: gruppenindividuelle Fragen

Fokusgruppe	gruppenindividuelle Fragen
gesetzliche Betreuer	1. Bundesland, Betreuerstatus, Anzahl der betreuten Personen, Anzahl der stat. Aufenthalte im Untersuchungszeitraum 2. Einbeziehen des gesetzlichen Betreuers in den Behandlungsprozess während der Krankenhausbehandlung
Heim-/ Pflegeleitung	1. Anzahl der Heimbewohner, Anzahl der stat. Aufenthalte der Bewohner im Monat im Durchschnitt 2. Pflegezustand, medizinsicher und Pflegebedarf der Heimbewohner nach der Entlassung
Ärzte	1. Bundesland, Arzt-Patient-Kontakthäufigkeit, Tätigkeitsbereich, Anzahl der Berufsjahre als Facharzt 2. Gestaltung der stat. Aufnahme im Notfall und elektiven Aufnahme, medizinischer und Pflegebedarf nach der Entlassung, persönliche Einstellung zum Thema „Priorisierung in der Medizin"

1 – Fragen zur Erfassung der Strukturmerkmale, 2 – themenbezogene Fragen
Quelle: eigene Darstellung.

Anhang 11

Fragebogen für die gesetzlichen Betreuer[38]

---

1. Sie haben den gesetzlichen Betreuerstatus als

A. Angehörige ☐   B. Berufsbetreuer ☐

---

2. Wie viele Erwachsene mit geistiger und Mehrfachbehinderung betreuen Sie?

A. 1 ☐   B. 2-5 ☐   C. mehr als 5 ☐ (bitte geben Sie an, wie viele genau) _____

---

3. In welchem Bundesland lebt bzw. leben die betreute(n) Person(en)?

Stationäre Versorgung

Der folgende Abschnitt (I) beinhaltet Fragen zur stationären Versorgung von Erwachsenen mit geistiger und/oder Mehrfachbehinderung (gMB) in <u>Krankenhäusern und Kliniken der Grund- und Regelversorgung</u>, einschl. Unikliniken. Die spezialisierten stationären Einrichtungen für Menschen mit gMB werden im Abschnitt II behandelt.

---

1. Wie hoch war die Anzahl stationärer Aufenthalte der von Ihnen betreuten Person(en) in den letzten 5 Jahren?

A. ca. 1-3 ☐   B. ca. 4-6 ☐   C. 7 und mehr ☐   D. Keine Antwort ☐

---

2. Diese stationäre Aufenthalte liegen zwischen 20____ und 20____ (bitte das jeweilige Jahr eintragen)

---

3. Was war der Aufnahmegrund für die <u>zwei letzten stationären Aufenthalte</u>?

A. Medizinischer Notfall ☐   B. geplanter OP oder Intervention ☐

C. diagnostische Abklärung ☐   D. Therapieeinstellung ☐   E. Keine Antwort ☐

---

4. Wie lange musste(n) die betreute Person(en) auf diese stationären Aufnahmen warten?

4.1.   **1. Aufenthalt:**

A. 1-2 Tage ☐   B. 3-5 Tage ☐   C. 6-9 Tage ☐   D. 10 Tage und länger ☐   im Jahr

_____

War das ein Notfall? Ja ☐   Nein ☐   Keine Antwort ☐

4.2.   **2. Aufenthalt:**

A. 1-2 Tage ☐   B. 3-5 Tage ☐   C. 6-9 Tage ☐   D. 10 Tage und länger ☐   im Jahr

_____

War das ein Notfall? Ja ☐   Nein ☐   Keine Antwort ☐

---

[38] Das Originaldesign, die Schriftart und Schriftgröße wurden beibehalten.

5. Wie lange war die Aufenthaltsdauer bei diesen stationären Aufenthalten?

5.1. 1. Aufenthalt:

A. 1-3 Tage ☐   B. 4-6 Tage ☐   C. 7-10 Tage ☐ D. 11 Tage und länger ☐ im Jahr
_____

E. Keine Antwort ☐

5.2. 2. Aufenthalt:

A. 1-2 Tage ☐   B. 3-5 Tage ☐   C. 6-9 Tage ☐ D. 10 Tage und länger ☐ im Jahr ____

E. Keine Antwort ☐

6. Wie schätzen Sie die Aufenthaltsdauer ein?

6.1. 1. Aufenthalt:

A. zu kurz ☐   B. angemessen ☐   C. zu lang ☐   D. keine Antwort ☐

6.2. 2. Aufenthalt:

A. zu kurz ☐   B. angemessen ☐   C. zu lang ☐   D. keine Antwort ☐

I. Die stationäre Versorgung im Krankenhaus/in einer Klinik der Grund- und Regelversorgung

	1 gut	2 eher gut	3 eher schlecht	4 schlecht	0 keine Antwort
7. Wie beurteilen Sie die Bereitschaft der Ärzte mit Menschen mit gMB zu arbeiten?	☐	☐	☐	☐	☐
8. Wie beurteilen Sie das Einbeziehen des rechtlichen Vertreters in den Behandlungsprozess? *(Information, Diagnostik- und Therapieplanung)*	☐	☐	☐	☐	☐
9. Wie beurteilen Sie das Einhalten der rechtlichen Vorschriften während des Aufenthaltes? *(Aufklärung, freiheitsentziehende Maßnahmen im Bedarfsfall, z.B. Fixierung)*	☐	☐	☐	☐	☐
10. Wie schätzen Sie die Qualität der **medizinischen** Versorgung der betreuten Person(en) ein? *(Fachkompetenz der Ärzte, Untersuchungen, Behandlungsmethoden)*	☐	☐	☐	☐	☐
11. Wie schätzen Sie die Kompetenz der Ärzte in der Behindertenmedizin ein?	☐	☐	☐	☐	☐
12. Wie schätzen Sie die Qualität der **pflegerischen** Versorgung im Krankenhaus ein? *(pflegerische Kompetenz und Versorgung)*	☐	☐	☐	☐	☐
13 Wie beurteilen Sie den Informationsaustausch zwischen den Behandlern ein?	☐	☐	☐	☐	☐

14. Wie zufrieden sind Sie im Allgemeinen mit der stationären Behandlung der von Ihnen betreuten Person(en) in Krankenhäusern/Kliniken der Grund- und Regelversorgung?

A. zufrieden ☐   B. eher zufrieden ☐   C. eher unzufrieden ☐   D. unzufrieden ☐

E. keine Antwort ☐

Der Abschnitt II beinhaltet Fragen zur Versorgung von Erwachsenen mit geistiger und/oder Mehrfachbehinderung (gMB) in spezialisierten Kliniken/Abteilungen für Menschen mit geistiger Behinderung (z. B. die internistische Belegabteilung der Johannes Diakonie Mosbach, St. Lukas-Klinik der Stiftung Liebenau, Epilepsieklinik für Menschen mit schwerer Behinderung Kehl-Kork etc. Keine psychiatrischen Kliniken!)

15. Wurde(n) die von Ihnen betreute Person(en) jemals in einer spezialisierten Klinik oder Abteilung für Erwachsenen mit geistiger und Mehrfachbehinderung stationär behandelt?

A. Ja ☐   B. nein ☐

Wenn „nein", dann bitte mit der **Frage 24** fortfahren.

II. Stationärer Aufenthalt in einer spezialisierten Klinik/Abteilung für Erwachsene mit gMB

	1 gut	2 eher gut	3 eher schlecht	4 schlecht	0 keine Antwort
16. Wie beurteilen Sie die Bereitschaft der Ärzte mit Menschen mit gMB zu arbeiten?	☐	☐	☐	☐	☐
17. Wie beurteilen Sie das Einbeziehen der rechtlichen Vertreter in den Behandlungsprozess? *(Information, Diagnostik- und Therapieplanung)*	☐	☐	☐	☐	☐
18. Wie beurteilen Sie das Einhalten der rechtlichen Vorschriften während des Aufenthaltes? *(Aufklärung, freiheitsentziehende Maßnahmen im Bedarfsfall)*	☐	☐	☐	☐	☐
19. Wie schätzen Sie die Qualität der **medizinischen** Versorgung der betreuten Person(en) im Krankenhaus ein? *Untersuchungsumfang, Behandlungsmethoden)*	☐	☐	☐	☐	☐
20. Wie schätzen Sie die Kompetenz der Ärzte in der Behindertenmedizin ein?	☐	☐	☐	☐	☐
21. Wie schätzen Sie die Qualität der **pflegerischen** Versorgung im Krankenhaus ein? *(pflegerische Kompetenz und Versorgung)*	☐	☐	☐	☐	☐
22. Wie schätzen Sie den Informationsaustausch zwischen den Behandlern ein?	☐	☐	☐	☐	☐

23. Wie zufrieden sind Sie im Allgemeinen mit der stationären Behandlung der von Ihnen betreuten Person(en) in spezialisierten Einrichtungen für Menschen mit gMB?

A. zufrieden ☐   B. eher zufrieden ☐   C. eher unzufrieden ☐   D. unzufrieden ☐

E. keine Antwort ☐

Ambulante Versorgung

Die Abschnitte III und IV beinhaltet Fragen zur hausärztlichen und Facharzt-Versorgung durch die niedergelassenen Fachärzte. Die spezialisierten ambulanten Einrichtungen für Menschen mit gMB (Medizinische Zentren für Erwachsene mit Behinderung, Ermächtigungsambulanzen der Kliniken etc.) werden im Abschnitt V behandelt.

24. Wie wird/werden die betreute Person(en) hausärztlich versorgt?

A. durch einen Hausarzt/Hausärzte ☐   B. durch die eingestellten Heimärzte ☐   C. beides ☐

D. sonstiges ☐ _____(bitte eintragen)

III Die hausärztliche Versorgung

	1 gut	2 eher gut	3 eher schlecht	4 schlecht	0 keine Antwort
25. Wie leicht oder schwierig war es für Sie, für die betreute(n) Person(en) einen Hausarzt zu finden? *(1 - leicht, 4 – schwierig)*	☐	☐	☐	☐	☐
26. Wie beurteilen Sie die Bereitschaft der Hausärzte mit den Menschen mit gMB zu arbeiten?	☐	☐	☐	☐	☐
27. Wie schnell wird die betreute Person(en) zu niedergelassenen Fachärzten überwiesen? *(1 – schnell, 4 – zögernd)*	☐	☐	☐	☐	☐
28. Wie schnell wird die betreute Person(en) stationär eingewiesen? *(1 – schnell, 4 – zögernd)*	☐	☐	☐	☐	☐
29. Wie regelmäßig werden Kontroll- und Vorsorgeuntersuchungen durchgeführt?	☐	☐	☐	☐	☐
30. Wie schätzen Sie die Kompetenz der Hausärzte in der Behindertenmedizin ein?	☐	☐	☐	☐	☐
31. Wie beurteilen Sie insgesamt die hausärztlicher Versorgung von Erwachsenen mit gMB?	☐	☐	☐	☐	☐

IV Die ambulante Facharzt-Versorgung

32. Wie leicht oder schwierig ist es für die betreute Person (en) einen niedergelassenen Facharzt zu finden? *(1 - leicht, 4 – schwierig)*	☐	☐	☐	☐	☐
33. Wie beurteilen Sie die Bereitschaft der niedergelassenen Fachärzten mit den Menschen mit gMB zu arbeiten?	☐	☐	☐	☐	☐
34. Wie schätzen Sie die Terminwartezeiten für Menschen mit gMB bei niedergelassenen Fachärzten ein?	☐	☐	☐	☐	☐

35. Wie schnell wird die betreute Person(en) im Bedarfsfall stationär eingewiesen? *(1 – schnell, 4 – zögernd)*	☐	☐	☐	☐	☐
36. Wie werden Sie von den Ärzten informiert? *(zum Verlauf, Risiken, Untersuchungs-/Behandlungsmöglichkeiten, Expertenfindung)*	☐	☐	☐	☐	☐
37. Wie schätzen Sie die Kompetenz der niedergelassenen Fachärzte in der Behindertenmedizin ein?	☐	☐	☐	☐	☐
38. Wie beurteilen Sie den Informationsaustausch zwischen den Behandlern?	☐	☐	☐	☐	☐
39. Wie beurteilen Sie im Allgemeinen die ambulante Facharzt-Versorgung von Menschen mit gMB?	☐	☐	☐	☐	☐

40. Wurde(n) die von Ihnen betreute Person(en) jemals in einer spezialisierten ambulanten Einrichtung für Erwachsenen mit gMB behandelt (MZEB, Heimärztliche oder Spezialambulanzen)?

A. ja ☐   B. nein ☐

Wenn „nein", dann bitte abschließend die **Frage 51** beantworten.

V Spezialisierte ambulante Versorgung durch MZEB und Spezialambulanzen für Menschen mit gMB

	1 gut	2 eher gut	3 eher schlecht	4 schlecht	0 keine Antwort
41. Wie leicht oder schwierig war es für Sie, eine solche Einrichtung für die betreute Person(en) zu finden? *(1 - leicht, 4 – schwierig)*	☐	☐	☐	☐	☐
42. Wie schätzen Sie die Terminwartezeiten in solchen Einrichtungen ein?	☐	☐	☐	☐	☐
43. Wie beurteilen Sie die Bereitschaft der Ärzte mit den Menschen mit gMB zu arbeiten?	☐	☐	☐	☐	☐
44. Wie schnell wird die betreute Person(en) zu weiteren Fachärzten überwiesen? *(1 – schnell, 4 – zögernd)*	☐	☐	☐	☐	☐
45. Wie schnell wird die betreute Person(en) stationär eingewiesen? *(1 – schnell, 4 – zögernd)*	☐	☐	☐	☐	☐
46. Wie werden Sie von den Ärzten informiert? *(zum Verlauf, Risiken, Untersuchungs-/Behandlungsmöglichkeiten, Expertenfindung)*	☐	☐	☐	☐	☐
47. Wie regelmäßig werden Kontroll- und Vorsorgeuntersuchungen durchgeführt?	☐	☐	☐	☐	☐
48. Wie schätzen Sie die Kompetenz der	☐	☐	☐	☐	☐

Ärzte in der Behindertenmedizin?

49. Wie beurteilen Sie den Informationsaustausch zwischen den Behandlern? ☐ ☐ ☐ ☐ ☐

50. Wie beurteilen Sie im Allgemeinen die
Versorgung von Erwachsenen mit gMB in ☐ ☐ ☐ ☐ ☐
solchen Strukturen?

	Gar nicht	Nicht sehr	Keine Meinung	Etwas	Wichtig
51. Wie wichtig schätzen Sie die Kompetenz in der Behindertenmedizin für Ärzte ein?	1	2	3	4	5

Vielen Dank für Ihre Unterstützung!

Ihre Anregungen, Kritik und Verbesserungsvorschläge:

1.

2.

3.

4.

5.

6.

7.

8.

9.

10.

Quelle: eigene Darstellung in Anlehnung den ZAP-Fragebogen der KBV (vgl. KBV, 2016; Bitzer et al., 2002).

Anhang 12

Fragebogenversand: Rücklaufstatistik

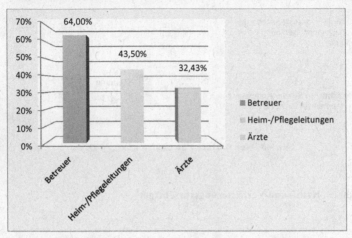

Quelle: eigene Darstellung.

Anhang 13

Fragebogenversand: Rücklaufstatistik Ärzte

Ärzte	Anzahl der ver- schickten oder übergebenen Fra- gebögen	Rücklauf absolut	Rücklauf in %
Angestellte Ärzte (BE)	6	4	66,66%
Leitende Ärzte (BE)	5	4	80%
Krankenhausärzte, davon Leitende Ärzte	6 5 1	0 0 0	0%
niedergelassene Haus- und Fachärzte	12	4	33,33%
Gesamt	34	12	32,43%

BE – Behinderteneinrichtungen und spezialisierte Kliniken für Erwachsenen mit gMB
Quelle: eigene Darstellung.

Anhang 14

Strukturmerkmale der Betreuer: Anzahl der betreuten Personen

Gesetzliche Betreuer	Anzahl der betreuten Personen mit gMB									
	1 Person		2-5 Personen		6-8 Personen		9 und mehr Personen		Gesamt	
	Zahl	%	Zahl	%	Zahl	%	Zahl	%	Zahl	%
BA	7	43,75%	-	-	-	-	-	-	7	43,8%
BB	2	12,5%	1	6,25%	5	31,25%	1	6,25%	9	56,2%
Gesamt	9	56,25%	1	6,25%	5	31,25%	1	6,25%	16	100%

BA – Angehörige, BB – Berufsbetreuer. Quelle: eigene Darstellung.

Struktur der B-Gruppe nach der Anzahl der betreuten Personen

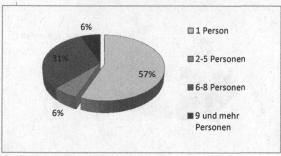

Quelle: eigene Darstellung.

Anhang 15

Strukturmerkmale der Betreuer: Anzahl der stationärer Aufenthalte 2011 – 2016

Substich- probe	1 bis 3		4 bis 6		7 und mehr		keine		Gesamt	
	Zahl	%	Zahl	%	Zahl	%	Zahl	%	Zahl	%
BA	3	18,75%	-	-	-	-	4	25%	7	43,8%
BB	5	31,25%	1	6,25%	2	12,5%	1	6,25%	9	56,2%
Gesamt	8	50%	1	6,25%	2	12,5%	5	31,25%	16	100%

BA – Angehörige, BB – Berufsbetreuer. Quelle: eigene Darstellung.

Struktur der B-Gruppe nach der Anzahl der stationären Aufenthalte 2011 – 2016

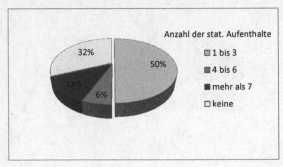

Quelle: eigene Darstellung.

Anhang 16

Geographische Verteilung der Befragungsteilnehmer

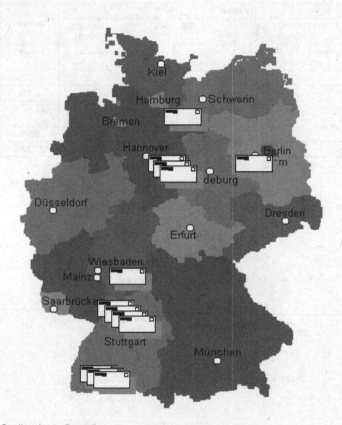

Quelle: eigene Darstellung, Deutschlandkarte vom http://www.die-landkarte.de/test4.gif (16.09.2016).

Geographische Verteilung der Befragungsteilnehmer

Teilnehmer Fokusgruppe	BW	Hessen	Berlin	Hamburg	Nieder-sachsen	Missing
B	15	1				-
H	10	.				-
Ä	8		1	1	1	1
S	2				5	-

B – Betreuer, H – Heim-/Pflegeleitungen, Ä – Ärzte, S – sonstige Mitarbeiter, BW – Baden-Württemberg. Quelle: eigene Darstellung.

Anhang 17

Q4: Informationsaustausch. Ergebnisse der Substichproben in der B-Gruppe

Antwort	Betreuer[39]				Gesamt (n=11)	Gesamt
	BA (n=3)		BB (n=8)			
	Anzahl (n=3)	Prozent	Anzahl (n=8)	Prozent	Anzahl	Prozent
gut	1	-	2	-	3	27,27%
eher gut	-	-	1	-	1	9,1%
eher schlecht	-	-	3	-	3	27,27%
schlecht	-	-	1	-	1	9,1%
Missing	2	-	1	-	3	27,27%

B- Betreuer, BA – Angehörige, BB – Berufsbetreuer. Quelle: eigene Darstellung.

Informationsaustausch: Ergebnisse der B-Gruppe gesamt

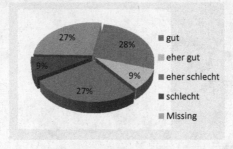

Quelle: eigene Darstellung.

---

[39] Aufgrund der geringen Größe wurden keine Verhältniszahlen für die Substichproben berechnet.

Anhang 18

Befragungsergebnisse: Hausärztliche Versorgung der Zielgruppe[40]

Item	Befragungsteilnehmer							
	B		**H**		**Ä**		**Gesamt**	
	Anzahl (n=16)	Prozent	Anzahl (n=10)	Prozent	Anzahl (n=12)	Prozent	Anzahl (n=38/26)	Prozent
A1. Wie leicht oder schwierig war es für Sie, für die betreute(n) Person(en) einen Hausarzt zu finden?								
gut	5	31,25%	5	50%	*Die Frage ist im Fragebogen nicht erhalten*		10	38,46%
eher gut	5	31,25%	2	20%			7	26,92%
eher schlecht	1	6,25%	-	-			1	3,84%
schlecht	-	-	2	20%			2	7,7%
keine Antwort	5	31,25%	1	10%			6	23,08%
A2. Wie beurteilen Sie die Bereitschaft der Hausärzte mit den Menschen mit gMB zu arbeiten?								
gut	6	37,5%	5	50%	*Die Frage ist im Fragebogen nicht erhalten*		11	42,31%
eher gut	7	43,75%	2	20%			9	34,62%
eher schlecht	-	-	2	20%			2	7,69%
schlecht	-	-	1	10%			1	3,84%
keine Antwort	3	18,75%	-	-			3	11,54%
A3. Wie regelmäßig werden Kontroll- und Vorsorgeuntersuchungen durchgeführt?								
gut	7	43,75%	5	50%	2	16,66%	14	36,84%
eher gut	5	31,25%	2	20%	-	-	7	18,42%
eher schlecht	-	-	2	20%	7	58,33%	9	23,68%
schlecht	1	6,25%	1	10%	2	16,66%	4	10,52%
keine Antwort	3	18,75%	-	-	1	8,33%	4	10,52%
A4. Wie schätzen Sie die Kompetenz der Hausärzte in der Behindertenmedizin ein?								
gut	3	18,75%	2	20%	*Die Frage ist im Fragebogen nicht erhalten*		5	19,23%
eher gut	4	25%	4	40%			8	30,77%
eher schlecht	4	25%	2	20%			6	23,08%
schlecht	2	12,5%	2	20%			4	15,38%
keine Antwort	3	18,75%	-	-			3	11,54%
A5. Wie beurteilen Sie insgesamt die hausärztlicher Versorgung von Erwachsenen mit gMB?								
gut	4	25%	5	50%	2	16,66%	11	28,95%
eher gut	2	12,5%	2	20%	6	50%	10	26,31%
eher schlecht	6	37,5%	3	30%	3	25%	12	31,58%
schlecht	1	6,25%	-	-	1	8,33%	2	5,26%
keine Antwort	3	18,75%	-	-	-	-	3	7,9%

B – Betreuer, H – Heim-/Pflegeleitungen, Ä – Ärzte. Quelle: eigene Darstellung.

---

[40] Die Fragen zur ambulanten Versorgung sind mit „A" gekennzeichnet und fortlaufend nummeriert.

Anhang 19

Befragungsergebnisse: Facharztversorgung der Zielgruppe

Item	Teilnehmergruppe							
	B		**H**		**Ä**		**Gesamt**	
	Anzahl (n=16)	Prozent	Anzahl (n=10)	Prozent	Anzahl (n=12)	Prozent	Anzahl (n=38)	Prozent
A6. Wie leicht oder schwierig ist es für die betreute Person (en) einen niedergelassenen Facharzt zu finden?								
gut	4	25%	4	40%	1	8,33%	9	23,68%
eher gut	3	18,75%	2	20%	4	33,33%	9	23,68%
eher schlecht	6	37,5%	3	30%	5	41,66%	14	36,84%
schlecht	1	6,25%	1	10%	2	16,66%	4	10,52%
keine Antwort	2	12,5%	-	-	-	-	2	5,26%
A7. Wie beurteilen Sie die Bereitschaft der niedergelassenen Fachärzten mit den Menschen mit gMB zu arbeiten?								
gut	6	37,5%	3	30%	1	8,33%	10	26,31%
eher gut	4	25%	4	40%	5	41,66%	13	34,21%
eher schlecht	4	25%	3	30%	6	50%	13	34,21%
schlecht	-	-	-	-	-	-	-	-
keine Antwort	2	12,5%	-	-	-	-	2	5,26%
A8. Wie schätzen Sie die Kompetenz der niedergelassenen Fachärzte in der Behindertenmedizin ein?								
gut	4	25%	-	-	Die Frage ist im Fragebogen nicht erhalten		4	15,38%
eher gut	5	31,25%	4	40%			9	34,62%
eher schlecht	4	25%	5	50%			9	34,62%
schlecht	-	-	-	-			-	-
keine Antwort	3	18,75%	1	10%			3	11,54%
A9. Wie beurteilen Sie den Informationsaustausch zwischen den Behandlern?								
gut	3	18,75%	1	10%	1	8,33%	5	13,16%
eher gut	4	25%	3	30%	5	41,66%	12	31,58%
eher schlecht	4	25%	6	60%	5	41,66%	15	39,47%
schlecht	1	6,25%	-	-	1	8,33%	2	5,26%
keine Antwort	4	25%	-	-	-	-	4	10,52%
A10. Wie beurteilen Sie im Allgemeinen die ambulante Facharzt-Versorgung von Menschen mit gMB?								
gut	4	25%	-	-	2	16,66%	6	15,79%
eher gut	5	31,25%	7	70%	2	16,66%	14	36,84%
eher schlecht	3	18,75%	2	20%	7	58,33%	12	31,52%
schlecht	1	6,25%	1	10%	-	-	2	5,26%
keine Antwort	3	18,75%	-	-	1	8,33%	4	10,52%

Quelle: eigene Darstellung.

Anhang 20

Wichtigkeitsbeurteilung der Kompetenz in der Behindertenmedizin

„Wie wichtig schätzen Sie die Kompetenz in der Behindertenmedizin für die Ärzte ein?"

Teilnehmer	„1"	„2"	„3" (0)	„4"	„5"	„M" (0)	Mittelwert[41]
Gruppe B (n=16)	-	1	1	1	12	1	4,1
Gruppe H (n=10)	-	1	-	1	8	-	4,6
Gruppe A (n=12)	-	-	-	2	7	3	3,58
Gruppe S (n=7)	-	-	-	-	6	1	4,3

1 - gar nicht, 2- nicht sehr, 3 - keine Meinung, 4 – etwas, 5 – wichtig, M – Missing.
Quelle: eigene Darstellung.

Anhang 21

Wichtigkeitsbeurteilung: „Priorisierung in der Medizin" [42]

„Welche Bedeutung messen Sie dem Thema „Priorisierung in der medizinischen Versorgung"?"

Antwort	HA	FA	FAa	LA	Gesamt Anzahl (n=12)	Gesamt Prozent
„unvermeidlich, muss realisiert werden"	-	-	-	-	-	-
„muss thematisiert werden"	2	-	1	2	5	41,66%
„keine Relevanz in meiner Berufspraxis"	-	-	-	-	-	-
„bedenklich"	1	-	-	-	1	8,33%
„keine Meinung"	-	-	-	-	-	-
„keine Aussage"	1	-	1	2	4	33,33%
Missing	1	1	-	-	2	16,66%

HA – Hausärzte, FA – niedergelassene Fachärzte, FAa – angestellte Fachärzte, LA – Leitende Ärzte. Quelle: eigene Darstellung.

[41] Bei der Berechnung des Mittelewertes wurden Missings und „keine Antwort" mit 0 Punkte gewertet.
[42] Diese Frage war nur im Fragebogen für Ärzte enthalten

Anhang 22

Quantitative Inhaltsanalyse der freien Äußerungen

Kategorien	Gruppe B	Gruppe H	Gruppe A	Gruppe S	Summe
Ambulante Facharztversorgung	4	1			5
Informationsaustausch	1	3			4
Kompetenz der Ärzte		2	2		4
Pflegeversorgung stationär	1	2			3
DRG-Finanzierung			2	1	3
Neue Strukturen (MZEB)	2			1	3
Stationäre Versorgung allg.		1		1	2
Einbeziehung des Betreuers	2				2
Psychiatrische Versorgung			1	1	2
Hausarztversorgung		1			1
Finanzierung ambulant			1		1
Zu schnelle Medikalisierung	1				1

B – Betreuer, H – Heim-/Pflegeleitungen, Ä – Ärzte, S – sonstige Mitarbeiter
Quelle: eigene Darstellung in Anlehnung an Bortz, Döring, 2006, S. 152.

Anhang 23

Kommentare der Befragungsteilnehmer

Teilneh-mer	Thema	Aussage
Gruppe B BA BB	Pflegeversor-gung im Kran-kenhaus Ambulante Versorgung Neue Strukturen (MZEB) ambulante Versorgung Informations-austausch Einbeziehung des Betreuers	P4: „Als Elternteil wurde ich immer mit aufgenommen und habe dann die Grundpflege verrichtet" P5: „einen Facharzt zu finden war nur durch die Hilfe des Hausarztes möglich", „problematisch sind die Wartezeiten bei Ärzten in Behandlungszimmern mit allen Geräten" P7: „Der Übergang von Kindern/jugendlichen in die Betreuung der für Erwachsene Menschen mit gMB zuständigen Ärzte ist ungeregelt. Niedergelassene Ärzte sind auf die Erwachsene mit gMB nicht oder unzureichend eingestellt, von Ausnahmen abgesehen. Daher sind entsprechende Zentren unerlässlich" P13: „Erhalt von Arztbriefen und Untersuchungsergebnissen" P14: „ Besserer Austausch zwischen den Behandelnden, nicht nur blanke zur Kenntnisnahme. Besserer Austausch zwischen Arzt und Betreuer sollte selbstverständlich sein und nicht lästige Pflicht, dass man Informationen hinterher laufen muss. Arzt sollte Anmerkungen der Betreuer ernst nehmen. Es sollte gemeinsam um die Gesunderhaltung des Patienten/zu Betreuenden gehen" P15: „zum Teil zu schnelle Medikamentenverschreibung und AU-Meldung"
Gruppe H	Informations-austausch Ambulante Versorgung Stationäre Versorgung, Kompetenz der Ärzte	P19: „Beachtung von Überleitbogen, Einführung telefonischer Übergaben"; P21: „Bessere Kommunikation Arzt -> Betreuer -> Personal. Begleitung bei der Suche nach Hausärzten" P22: „Wartezeiten sind oft zu lange" P24: „Im Umgang mit Krankenhäusern gibt es einige Defizite in den Bereichen: pflegerische Versorgung, keine Informationen an die Wohngruppen, Umgang mit Behinderten" P25: „Wartezeiten in Kliniken nicht annehmbar, oft Behandlungen unter Zeitdruck, Ärzte – mehr Fortbildungen im Behindertenbereich"
Gruppe Ä	Abbildung in DRGs Kompetenz der Ärzte Leistungsfi-nanzierung Kompetenz der Ärzte, psychiatrische Versorgung	P31: „Für das Hauptproblem halte ich: bei stationärer Behandlung von Menschen mit gMB gibt es keine Abbildung im DRG-System, längere Liegezeit wird Patienten mit gMB nicht eingeräumt. Mit anderen Wörtern gelten die gleichen Maßstäbe in der stat. Behandlung für Patienten ohne und mit gMB!" P35: „Berücksichtigung der Behindertenmedizin im Studium und Pflegeausbildung. Bessere, dem Mehraufwand entsprechende Entlohnung der stat. und amb. Behandlung" P36: „die Kompetenz der Ärzte in der Behindertenmedizin ist sehr heterogen. (…) Die psychiatrische Versorgung kann in der Behindertenmedizin nicht einfach ausgeklammert werden, psy-chiatrische Probleme kommen bei Menschen mit Behinderungen in einem hohen Prozentsatz vor."
Gruppe S	Psychiatrische Versorgung Krankenhaus-behandlung Neue Strukturen	P40: „Psychiatrische und psychologische Versorgung muss verbessert werden. Stationäre Versorgung nicht refinanziert" P43: „ Bewertung ‚eher zufrieden' als Ergebnis von intensiver, langjähriger Zusammenarbeit mit lokalem Krankenhaus" P45: „mehr MZEB – Spezialambulanzen, direkter Übergang aus SPZ zu MZEB, Erfahrungen müssen weitergegeben werden, ortsnahe Versorgung durch MZEB sollte möglich werden"

B - Betreuer, BA – Betreuer: Angehörige, BB - Berufsbetreuer, H – Heim-/Pflegeleitungen, A – Ärzte, S – sonstige Mitarbeiter, AU – Arbeitsunfähigkeit. Quelle: eigene Darstellung.

Anhang 24

Befragungsergebnisse Gruppe S (sonstige Mitarbeiter[43])

Frage→	Qualität der pflegerischen Versorgung		Qualität der medizinischen Versorgung		Frage→	Zufriedenheit mit stationärer Versorgung im Allg.	
Antwort	Anzahl (n=7)	Prozent	Anzahl (n=7)	Prozent	*Antwort*	Anzahl (n=7)	Prozent
gut	-	-	-	-	zufrieden	-	-
eher gut	1	-	2	-	eher zufrieden	1	-
eher schlecht	4	-	3	-	eher unzufrieden	3	-
schlecht	1	-	1	-	unzufrieden	1	-
keine Aussage	1	-	1	-	keine Aussage	2	-

Quelle: eigene Darstellung.

---

[43] Nicht-ärztliche Therapeuten (3), Teamleitung (1), Heilerziehungspflege (1), begleitender Pflegefachdienst (2).

Anhang 25

Korrelationsanalyse Ärzte: Qualität der medizinischen Versorgung

Spearmans Rangkorrelationskoeffizient Formel :

$$r_s = 1 - \frac{6 \sum_i d_i^2}{n \cdot (n^2 - 1)}$$

(Kuckartz et al., 2014, S. 217)

„Zusammenhang 1": Benotung der Kompetenz der Krankenhausärzte in der Behindertenmedizin und der Qualität der medizinischen Versorgung

„Zusammenhang 2": Benotung der Gestaltung der stationären Aufnahme im Notfall und der Qualität der medizinischen Versorgung

„Zusammenhang 1"			„Zusammenhang 2" *		
Proband (A-Gruppe)	„Kompetenz"- Note	„med. Qualität" - Note	*Proband* (A-Gruppe)	„stat. Notfallaufnahme"- Note	„med. Qualität" - Note
Nr.	X_i *(Rangplatz)*	Y_i *(Rangplatz)*	*Nr.*	X_i *(Rangplatz)*	Y_i *(Rangplatz)*
27	2	2	27	3	2
28	3	2	28	3	2
29	3	3	29	1	1
30	1	1	30	1	1
31	3	3	31	2	3
32	3	2	32	1	2
33	3	3	33	3	3
34	3	2	34	3	2
35	4	4	35	2	4
36	3	3	36	3	3
37	3	3	37	3	3
38	3	3	38	4	3
ρ1 = 0,98			ρ2 = 0,58		

1 – gut, 2 - eher gut, 3 - eher schlecht, 4 – schlecht, 0 - keine Antwort
*1 – leicht, 2 – eher leicht, 3 – eher schwierig, 4 – schwierig
Quelle: eigene Darstellung in Anlehnung an Bourier, 2014, S. 266.

Anhang 26

Korrelationsanalyse: Bewertung der Hausarztversorgung

Spearmans Rangkorrelationskoeffizient Formel :

$$r_s = 1 - \frac{6\sum_i d_i^2}{n \cdot (n^2 - 1)}$$

(Kuckartz et al., 2014, S. 217)

„Zusammenhang 3": Benotung der Kompetenz der Hausärzte in der Behindertenmedizin und der Hausarztversorgung

„Zusammenhang 3"		
Proband Gruppe B, H	„HA-Kompetenz" Note	„HA-Versorgung" Note
n	X_i (Rangplatz)	Y_i (Rangplatz)
1	3	3
2	3	2
3	4	4
4	4	3
5	2	1
6	3	3
7	1	1
8	3	3
9	2	2
10	-	-
11	0	0
12	1	1
13	3	3
14	2	1
15	2	1
16	-	-
$\rho 3 = 0,98$		

HA – Hausarzt. 1 – gut, 2 - eher gut, 3 - eher schlecht, 4 – schlecht, 0 - keine Antwort
Quelle: Quelle: eigene Darstellung in Anlehnung an Bourier, 2014, S. 266.

Anhang 27

Kostenauflistung: medizinische Versorgung der Zielgruppe

Kostenart	Kostenpositionen
direkte medizinische Kosten	- Krankenhausaufenthalte - ambulante Arztkontakte - Arzneimittelkosten - Pflegeleistungen - Hilfs- und Heilmittel (Physiotherapie, Logopädie etc.) - beanspruchte materielle und personelle Ressourcen, - Kosten der Prävention und der Rehabilitation
direkte nicht-medizinische Kosten	- professionelle Langzeitpflege, Sondernernährung, Anschaffungen - Fahrtkosten zu medizinischen Interventionen und Ärzten - Kosten der Begleitung - nicht erstattungsfähige Kosten (Zuzahlungen für Arzneimittel, Heil- und Hilfsmittel) - Kosten der Versicherungsträger und der Sozialversicherung
indirekte Kosten	- Unterstützungskosten, Zeit- und Produktivitätsverluste der Angehörigen - Arbeitsunfähigkeitstage, Behandlungskosten, frühere Berentungen durch die Mehrbelastung der Mitarbeiter der Behinderteneinrichtungen - Kosten der Sozialversicherung, Versicherungsträger und Träger der Behinderteneinrichtungen
intangible Kosten	- psychoemotionale Belastung der Mitarbeiter und Angehörigen

Quelle: eigene Darstellung, basierend auf Henke, Martin, 2006, S. 19 ff.; Busse, 2006, S. 5.

Anhang 28

Checkliste: IV-Vertrag

	Vorgehensschritte
1.	Entwurf eines IV-Modellprojektes zur Vorlage bei der Krankenkasse
2.	Orientierung des Projektantrags an Erfolgs- und Qualitätskriterien
3.	Der Projektantrag soll Angaben über die qualitative Zielsetzung, Messkriterien und Projektcontrolling erhalten
4.	Aufzeigen des Einsparvolumens der Krankenkassen
5.	Bei Verhandlungen:
	✓ Vereinbarung einer risikoadjustierten Kopfpauschale als Vergütungsform, die jährlich ausgehandelt und vertraglich festgelegt werden soll. Bei der Berechnung der Pauschale müssen Morbiditätskriterien der Versicherten berücksichtigt werden (vgl. Mühlbacher et al., 2006, S. 58)
	✓ Definition und Festlegung der Erfolgsparameter, Bewertung der Kundenzufriedenheit und der Einhaltung von Qualitätsparameter durch die Qualitätsindikatoren
	✓ Festlegung der Evaluationskriterien, z. B. Ausgaben für Arzneimittel, Falldynamik der Krankenhausaufenthalte, Regelmäßigkeit von Behandlungskontrollen, Präventionsmaßnahmen etc.
	✓ der Vertrag soll eine Zusammensetzung der Versicherten, deren Gesundheitszustand, Morbidität, Alter und Risikofaktoren konkretisieren und berücksichtigen
	✓ Zur Vermeidung von Risiken soll ein klarer Versorgungsumfang festgelegt werden (vgl. Mühlbacher et al. 2006, S. 17 ff., 26)
6.	Ein detailliertes Evaluationskonzept soll separat entwickelt werden
7.	Transparente Darstellung und allgemein verständliche Projektkommunikation müssen mit allen Interessengruppen rechtzeitig begonnen werden. Kommunikationsziele: hohe Akzeptanz, positive Imagewirkung, Akquisitionsstrategie
8.	Eine Pilotphase kann sinnvoll sein.

Quelle: eigene Darstellung.

Printed in the United States
By Bookmasters